Oliver Haufe
Die Kunst der Hypnosetherapie

Oliver Haufe

DIE KUNST
DER
HYPNOSETHERAPIE

Impressum

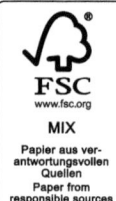

Bibliografische Information der Deutschen Nationalbibliothek:
Die Deutsche Nationalbibliothek verzeichnet diese
Publikation in der Deutschen Nationalbibliografie;
detaillierte bibliografische Daten sind im Internet
über http://dnb.dnb.de abrufbar.

Herstellung und Verlag:
BoD – Books on Demand, Norderstedt

ISBN: 978-3-7583-1611-1

Inhaltsverzeichnis

I

Vorwort

Willkommen auf einer faszinierenden Reise in die Welt der Hypnose und Hypnosetherapie – einem Universum, das ebenso geheimnisvoll wie wirkungsvoll ist. Dieses Buch ist mehr als nur eine Ansammlung von Worten; es ist ein Tor zu einer Welt, in der die Grenzen des Möglichen neu definiert werden. Ob Sie ein Neuling auf diesem Gebiet sind oder bereits Erfahrung haben, diese Seiten dienen als Ihr Wegweiser und treuer Begleiter auf dem Weg zur Meisterschaft in der Kunst der Hypnose.

Dieses Buch wurde mit der Absicht geschrieben, als eine umfassende Referenz für jeden zu dienen, der sich für Hypnose und Hypnosetherapie interessiert. Es ist sowohl für diejenigen gedacht, die neu in dieser faszinierenden Welt sind, als auch für erfahrene Praktizierende, die ihre Fähigkeiten und ihr Wissen erweitern möchten. Aber es ist mehr als das: Es dient auch als Begleitbuch und Skript für mein mehrtägiges Hypnose-Seminar, das darauf abzielt, Ihnen eine tiefere, praktischere Erfahrung und ein besseres Verständnis dieses außergewöhnlichen Feldes zu bieten.

Jedes Kapitel dieses Buches wurde sorgfältig gestaltet, um nicht nur Wissen zu vermitteln, sondern auch die emotionale Tiefe und die transformative Kraft der Hypnose zu erforschen. Von den Grundlagen und Geschichte der Hypnose über verschiedene Techniken und Anwendungen bis hin zu fortgeschrittenen Konzepten – dieses Buch ist eine Reise, die Ihr Verständnis erweitern und Ihre Perspektive verändern wird.

Ich lade Sie ein, dieses Buch nicht nur als Lernmittel zu betrachten, sondern auch als eine Quelle der Inspiration. Lassen Sie sich von den unzähligen Möglichkeiten, die Hypnose bietet, faszinieren und nutzen Sie das erlangte Wissen, um sowohl Ihr eigenes Leben als auch das Leben anderer positiv zu beeinflussen.

Begleiten Sie mich auf diesem aufregenden Pfad der Entdeckung und Transformation. Öffnen Sie Ihren Geist, tauchen Sie ein in die Seiten dieses Buches und lassen Sie sich von der Magie der Hypnose verzaubern.

„Ich möchte herzlich einladen, sich auf die spannende und bereichernde Reise durch die Welt der Hypnose und Hypnosetherapie zu begeben. Dieses Buch und das Seminar, das es begleitet, sind Schritte auf einem Weg, der Ihr Leben auf wundervolle Weise bereichern wird."

Die Essenz der klinischen Hypnosetherapie

Stellt euch eine Reise vor, eine Reise ins Innerste eures Seins, wo Worte zu Schlüsseln werden, die die tiefsten Ecken eurer Seele entsperren. Dies ist die Welt der klinischen Hypnosetherapie, ein Ort, an dem Heilung und Verwandlung Hand in Hand gehen. Jeder, der diesen Pfad betritt, beginnt mit einer Geschichte, einer Geschichte von Schmerzen, Ängsten, unerfüllten Wünschen oder Blockaden, die das Leben überschatten. Doch in der Hypnosetherapie finden sie ein Licht, das durch diese Dunkelheit bricht.

In den zarten Anfängen einer Therapiesitzung öffnen sich die Tore des Vertrauens. Ein Gespräch, tiefgründig und ehrlich, bildet den Grundstein dieser Reise. Hier offenbart der Patient seine innersten Ängste, seine verborgensten Träume, die Schichten seines Herzens, die so lange unter dem Gewicht des Alltags verborgen lagen. Diese Gespräche sind das Echo der Seele, das nach Verständnis und Lösung sucht.

Die Magie der Hypnosetherapie liegt in der Bereitschaft des Einzelnen, sich auf diesen Prozess einzulassen. Es ist ein Tanz des Vertrauens zwischen Therapeut und Patient, ein stillschweigendes Einverständnis, dass die Tiefen des Unterbewusstseins erkundet werden dürfen. Diese Reise ist nicht für jeden. Sie erfordert Mut, die Bereitschaft, sich seinen tiefsten Ängsten zu stellen, seine verletzlichsten Seiten zu zeigen. Aber für diejenigen, die den Mut haben, sich diesem Prozess hinzugeben, kann die Hypnosetherapie ein mächtiges Werkzeug der Transformation sein.

In der sanften Umarmung der Hypnose finden Patienten oft Antworten auf Fragen, die sie lange gequält haben. Sie begegnen verborgenen Wahrheiten, entdecken ungekannte Stärken und lernen, ihre inneren Kämpfe in neues Licht zu rücken. Es ist, als ob die Hypnose ein Fenster zum Herzen öffnet, durch das Licht und Liebe strömen, um die dunklen Ecken der Seele zu erleuchten.

Jede Sitzung ist ein Schritt auf dem Weg zur Selbstentdeckung und Heilung. Die Veränderungen, die sich vollziehen, sind oft subtil, aber tiefgreifend. Manche finden Linderung von körperlichen Beschwerden, andere finden Frieden in einem zuvor beunruhigten Geist. Wieder andere entdecken neue Wege, um ihre Ziele zu erreichen, Wege, die vorher im Nebel ihrer Ängste verborgen waren.

Die Essenz der klinischen Hypnosetherapie ist nicht nur die Linderung von Leiden, sondern eine Reise zur Wiederentdeckung des Selbst. Es ist eine Reise des Mutes, der Hoffnung und der Transformation, ein Weg, der zeigt, wie mächtig der menschliche Geist ist, wenn er sich der Kraft seiner eigenen Tiefe öffnet.

Hypnose in den Medien vs. Realität

Vielen Menschen sind Hypnoseshows aus den Medien bekannt, die jedoch oft ein verzerrtes Bild von dem vermitteln, was in einer Hypnosetherapie passiert. In der Trance sind Menschen weder willenlos noch den Anweisungen des Hypnotiseurs ausgeliefert. Moderne, kooperative Hypnosetherapie ist nicht mit Magie oder Esoterik gleichzusetzen.

Hypnose ist kein Schlaf

Ein weit verbreitetes Missverständnis ist, dass Hypnose Schlaf bedeutet. Dies ist jedoch nicht der Fall. Der Begriff "Schlaf" dient in diesem Kontext nur dazu, den Zustand tiefer Versenkung zu beschreiben. Hypnose ist auch nicht gleichbedeutend mit Entspannung, obwohl dies ein angenehmes Nebenprodukt sein kann.

Unrealistische Erwartungen an die Hypnotherapie

Viele Patienten erwarten, dass ihre Probleme nach einer Hypnosesitzung sofort gelöst sein werden. Obwohl in einigen Fällen, wie bei leichten Phobien, eine Sitzung ausreichen kann, ist es wichtig, realistische Erwartungen zu setzen. Die Hypnosetherapie stellt kein Wundermittel dar und muss im Kontext der individuellen Situation jedes Patienten betrachtet werden.

Die Realität der Hypnose

Bewusstseinszustand während der Hypnose

Während der Hypnose ist man nicht "weg", "komatös" oder "kontrolllos". Patienten erzählen nichts gegen ihren Willen und bleiben dem Therapeuten gegenüber nicht ausgeliefert. Viele haben sogar den Eindruck, eher wach zu sein. Einfache "Überzeuger" in der Trance können hilfreich sein, um zu demonstrieren, dass man sich in Hypnose befindet.

Grenzen und Möglichkeiten der Manipulation

Seriöse Hypnose manipuliert nicht übermäßig und erzeugt keine Abhängigkeiten. Es ist wichtig, zu verstehen, dass man aus jeder fachgerecht ausgeleiteten Hypnose vollständig zurückkehrt. Selbsthypnose kann zur Entspannung eingesetzt werden, wobei das Einschlafen dabei eine natürliche Reaktion sein kann.

Sicherheit in der Hypnose

Es ist unmöglich, in einer Hypnose "stecken zu bleiben". In unwahrscheinlichen Fällen, wie der Ohnmacht des Therapeuten, wird der Patient nach einiger Zeit natürlich aus der Hypnose/Trance herauskommen. In der therapeutischen Anwendung werden Probleme nicht verdeckt, sondern aufgedeckt und reguliert, wobei die Arbeit mit Emotionen zentral ist.

In diesem Abschnitt gehen wir auf die häufigsten Fragen ein, die Klienten im Zusammenhang mit Hypnosetherapie stellen. Diese Fragen sind entscheidend, um Unsicherheiten zu beseitigen und ein klares Verständnis der Hypnosetherapie zu fördern.

Wirksamkeit der Hypnose

Frage: Bewirkt Hypnose überhaupt etwas?
Antwort: Ja, Hypnose kann effektiv sein. Der Hypnosetherapeut unterstützt den Klienten dabei, Strategien und Lösungsansätze zu entwickeln, die Selbstheilungsprozesse aktivieren und neue Bewältigungsstrategien auf einer unbewussten Ebene nutzbar machen können. Die Zusammenarbeit zwischen dem Klienten und dem Therapeuten ist dabei von entscheidender Bedeutung.

Hypnotisierbarkeit

Frage: Bin ich überhaupt hypnotisierbar?
Antwort: Grundsätzlich ist jeder gesunde Mensch, der über Vorstellungsfähigkeiten verfügt, hypnotisierbar. Dies hängt jedoch von verschiedenen Faktoren wie Vertrauen, Transparenz und der Absicht, sich hypnotisieren zu lassen, ab.

Anzahl der Sitzungen

Frage: Wie viele Sitzungen benötigt man?
Antwort: Die Anzahl der benötigten Sitzungen variiert je nach individueller Situation. In der Regel sollten zwischen 3 und 15 Sitzungen eingeplant werden, wobei es im Einzelfall auch mehr sein können.

Kosten der Behandlung

Frage: Was kostet die Behandlung?
Antwort: Die Kosten sind abhängig vom Angebot des Hypnosetherapeuten und der spezifischen Dienstleistung, wie zum Beispiel Raucherentwöhnung. Eine Raucherentwöhnung kostet in der Regel zwischen

300 Euro und 500 Euro. Bei Kassenzulassung des Therapeuten kann ein Teil der Kosten von der Krankenkasse übernommen werden.

Dauer und Wirkung der Sitzungen

Frage: Wie lange dauert eine Sitzung und wann setzt die Wirkung ein?
Antwort: Die Dauer einer Sitzung variiert, liegt aber meist zwischen einer und eineinhalb Stunden. Wirkungen sollten bereits während der ersten Sitzung spürbar sein, jedoch bedarf es oft weiterer Sitzungen, um stabile Ergebnisse zu erzielen.

Abstand zwischen den Sitzungen

Frage: Wie viel Abstand sollte zwischen den Behandlungen sein?
Antwort: Zu Beginn empfiehlt es sich, die Sitzungen in einem Abstand von einer bis zwei Wochen zu planen. Später können die Abstände erweitert werden.

Erfolgskriterien der Hypnose

Frage: Wann ist eine Hypnose erfolgreich abgeschlossen?
Antwort: Eine Hypnose gilt als erfolgreich abgeschlossen, wenn keine oder nur wenige unangenehme Gefühle oder Gedanken zu dem behandelten Thema bestehen und dies stabil im Alltag verändert ist.

Behandlungsalter und Zielgruppen

Frage: Ab welchem Alter können Behandlungen durchgeführt werden? Können Senioren behandelt werden?
Antwort: Behandlungen können ab einem Alter von etwa 12 Jahren durchgeführt werden, wobei die Eignung individuell zu bewerten ist. Auch Senioren können behandelt werden, sofern sie geistig und körperlich dazu in der Lage sind.

Frage: Wie ist der Ablauf einer Hypnosesitzung und was ist danach zu beachten?
Antwort: Der genaue Ablauf wird im Kapitel "Hypnosetherapie in der Praxis" erläutert. Nach einer Sitzung kann man sich leicht diffus oder er- schöpft fühlen, ist aber in der Regel verkehrstauglich.

Weitere praktische Fragen

Klienten stellen oft auch praktische Fragen, wie zum Beispiel zur Mög- lichkeit, während der Sitzung zur Toilette zu gehen, ob man jemanden zur Sitzung mitbringen kann, ob die Behandlung im Liegen oder Sitzen stattfindet, ob man vorher Kaffee trinken oder etwas essen sollte und ob man nach der Sitzung Auto fahren kann. Diese Fragen werden in den je- weiligen Abschnitten des Kapitels "Hypnosetherapie in der Praxis" beant- wortet.

Grundlagen der Hypnose

Hypnosedefinitionen

Hypnose, ein Begriff, der sowohl Faszination als auch Missverständnisse hervorruft, ist nicht einfach zu definieren. Historisch gesehen hat Hypnose, zusammen mit dem Konzept der Trance, des Bewusstseins, des Unterbewusstseins und des Unbewussten, vielfältige Interpretationen erfahren. Hypnose ist primär keine Therapieform, sondern eine Methode, die darauf abzielt, Bewusstseinszustände zu verändern oder zu erreichen, oft durch den Einsatz spezifischer Techniken. Verschiedene Experten haben im Laufe der Zeit Hypnose auf unterschiedliche Weise definiert, und diese Definitionen spiegeln die Vielfalt in der Auffassung und Anwendung von Hypnose wider:

1. **Geführte Imagination (Barber, 1979):** Hypnose wird als ein Prozess betrachtet, bei dem der Hypnotiseur die Person in einen Fantasiezustand führt. Dies betont die Rolle der Imagination in der Hypnose.
2. **Natürlicher, außergewöhnlicher Bewusstseinszustand (Ludwig, 1966):** Hier wird Hypnose als ein Zustand beschrieben, der sich von normalen Bewusstseinszuständen unterscheidet, ohne den Einsatz von Substanzen oder körperlichen Behandlungen.
3. **Entspannter, hypersuggestibler Zustand (Edmonston, 1991):** Diese Definition betont die tief entspannte Natur der Hypnose, wodurch die Person empfänglicher für Suggestionen wird.
4. **Zustand intensiver Konzentration (Spiegel & Spiegel, 1987):** Hypnose wird als ein Zustand intensiver Fokussierung und Absorption einer Idee oder eines sensorischen Stimulus definiert.
5. **Prozess der klinischen Intervention (Watzlawick, 1978):** Diese Sichtweise definiert Hypnose als eine Serie von Kommunikationen zwischen dem Kliniker und dem Klienten.
6. **Prozess beeinflussender Kommunikation (Yapko):** Hypnose wird als ein Mittel der kommunikativen Beeinflussung betrachtet.

7. **Kommunikation auf verschiedenen Bewusstseinsebenen (Brökelmann, 2018):** In dieser Definition wird Hypnose im therapeutischen Kontext als Form der Kommunikation gesehen, die darauf abzielt, individuelle Ressourcen zu (re-)aktivieren und eine Neu- oder Umbewertung psycho-(somatischer) Erlebnisse zu ermöglichen.
8. **Methode zur Behandlung psychischer Probleme (Revenstorf & Peter, 2008):** Diese moderne Auffassung sieht Hypnose als eine Methode zur Behandlung psychischer, psycho-somatischer und medizinischer Probleme, wobei der Begriff sowohl den veränderten Bewusstseinszustand als auch dessen Induktion beinhaltet.

Diese unterschiedlichen Definitionen zeigen, dass Hypnose ein komplexes und vielschichtiges Phänomen ist, das sowohl in der klinischen Praxis als auch in der wissenschaftlichen Forschung vielfältige Anwendungen findet. Im weiteren Verlauf dieses Kapitels werden wir diese Definitionen weiter vertiefen und die praktische Anwendung von Hypnose in der Therapie betrachten.

Die Anwendung der Hypnose unterliegt sowohl gesetzlichen Bestimmungen als auch ethischen Prinzipien, die sich je nach Anwendungsbereich unterscheiden. Diese Regularien sind entscheidend, um die Sicherheit und das Wohl der Klienten zu gewährleisten.

Gesetzliche Regelungen

Die Anwendung von Hypnose ist in verschiedenen Bereichen wie Kommunikation, Persönlichkeitsentwicklung, Coaching und Unterhaltung weit verbreitet. In diesen Kontexten, sofern fachliche Kenntnisse und moralische Standards beachtet werden, bestehen in der Regel keine rechtlichen Einschränkungen.

Anders verhält es sich jedoch, wenn Hypnose zu medizinischen oder therapeutischen Zwecken eingesetzt wird. In diesem Fall ist die Anwendung von Hypnose nur Fachleuten mit einer Heilerlaubnis gestattet. Dazu zählen Ärzte, Heilpraktiker und Psychotherapeuten. Die gesetzlichen Grundlagen hierfür finden sich im Heilpraktikergesetz (HeilprG), welches die berufsmäßige Ausübung der Heilkunde regelt. Dies umfasst jede gewerbsmäßige Tätigkeit zur Feststellung, Heilung oder Linderung von Krankheiten, Leiden und Körperschäden. Wer ohne entsprechende Qualifikation und Erlaubnis Hypnose in diesem Kontext anwendet, macht sich strafbar.

Ethische Richtlinien

Neben den gesetzlichen Bestimmungen gibt es ethische Richtlinien, die von Berufsverbänden wie dem Berufsverband Freie Heilpraktiker e.V. und dem Berufsverband der Hypnosetherapeuten e.V. aufgestellt werden. Diese Regeln dienen dazu, eine vertrauensvolle und respektvolle Beziehung zwischen dem Therapeuten und dem Klienten zu fördern. Zu den ethischen Grundsätzen gehören:

1. **Einhaltung der Gesetze:** Beachtung der geltenden Landes- und Bundesgesetze sowie entsprechender Verordnungen.
2. **Priorisierung des Klientenwohls:** Das Wohl und die Anliegen der Klienten haben stets oberste Priorität.

3. **Respekt und Wertschätzung:** Begegnung mit Klienten und deren Systemen (Familie, Beruf, etc.) in Wertschätzung, Respekt, Anerkennung, Würde und Transparenz.
4. **Vertraulichkeit:** Verschwiegenheit über alle im Rahmen der Tätigkeit bekannt gewordenen Informationen, außer bei gesetzlichen Offenbarungspflichten.
5. **Selbstreflexion und Weiterbildung:** Erkennen und Akzeptieren eigener Grenzen und Verpflichtung zur persönlichen und fachlichen Weiterentwicklung.
6. **Bewusstsein der Verantwortung:** Ständige Bewusstheit der Verantwortung gegenüber den Klienten und deren Anliegen.
7. **Förderung der Autonomie:** Erhalt und Förderung der Autonomie der Klienten.

Diese ethischen Grundsätze sind essenziell für die Integrität und Effektivität der Hypnosetherapie. Sie schaffen nicht nur ein sicheres Umfeld für die Klienten, sondern tragen auch zur Professionalität und Glaubwürdigkeit des Therapeuten bei.

Wirksamkeit von Hypnosetherapie

Die Wirksamkeit der Hypnosetherapie ist ein zentrales Anliegen sowohl für Therapeuten als auch für Klienten. In den letzten Jahrzehnten wurde eine Vielzahl von unabhängigen wissenschaftlichen Untersuchungen und Studien durchgeführt, die die Effektivität von Hypnose in verschiedenen Bereichen beleuchten.

Wissenschaftliche Belege

Kontrollierte Wirksamkeitsstudien, die tausende von Patienten umfassen, belegen, dass Hypnosetherapie in vielen Bereichen eine hohe Effektivität aufweist. Interessant ist, dass in einigen Studien die Effektivität der Hypnosetherapie sogar nach Abschluss der Behandlung weiter ansteigt. Diese Ergebnisse stützen sich auf eine Metaanalyse, die den Zeitraum von 1987 bis 2009 abdeckt und über 188 Studien mit insgesamt 9700 Patienten einschließt. Von diesen Studien konzentrierten sich 91 (48%) auf die Unterstützung medizinischer Behandlungen, 68 (36%) auf psychosomatische Beschwerden, 14 (7%) auf Ängste und 16 auf Themen wie Sucht, Essprobleme, Depressionen und Schizophrenie.

Vergleich mit anderen Therapieformen

In den Studien wurden Prä-Post Vergleiche mit 5000 Patienten durchgeführt. Dabei wurden Hypnosetherapiepatienten mit Kontrollgruppen verglichen, die entweder medikamentöse Behandlungen, andere psychotherapeutische Methoden, Entspannungsverfahren, Biofeedback oder eine unbehandelte Kontrollgruppe bzw. eine medizinisch indizierte Standardbehandlung erhielten. Diese umfassende Analyse, wie sie beispielsweise in der Expertise zur Anerkennung der Hypnosetherapie von Revenstorf (2003) dargestellt ist, zeigt deutlich, dass Hypnosetherapie in bestimmten Bereichen hoch effektiv ist.

Effektivität in der Praxis

In der praktischen Anwendung zeigt sich, dass Hypnosetherapie oft mit relativ wenigen Sitzungen (im Durchschnitt etwa 5 Sitzungen) signifikante Verbesserungen erreichen kann. Dies steht im Vergleich zu klassischen psychotherapeutischen Behandlungsverfahren, die häufig einen längeren Zeitrahmen benötigen.

Indikationen und Anwendungsbereiche

Die Effektivität der Hypnosetherapie erstreckt sich auf ein breites Spektrum an Anwendungen, darunter die Unterstützung medizinischer Behandlungen, die Behandlung psychosomatischer Beschwerden, Ängste sowie spezifischere Probleme wie Suchterkrankungen, Essstörungen, Depressionen und Schizophrenie.

Die Hypnosetherapie nutzt die Hypnose als therapeutisches Instrument, um Zugang zu hilfreichen Ressourcen des Unterbewusstseins zu finden und das innere Erleben eines Menschen zu gestalten und zu regulieren. Dabei umfasst das innere Erleben die Gesamtheit der Sinneswahrnehmungen, Gedanken, Emotionen und Körperwahrnehmungen. Das primäre Ziel der Hypnosetherapie ist die Verbesserung der Lebensqualität des hilfesuchenden Menschen.

Zielgruppen und Anwendungsgebiete

Die Hypnosetherapie eignet sich besonders für Menschen mit psychischen oder psychosomatischen Erkrankungen. Sie unterstützt Klienten dabei, bisherige, oft wertzuschätzende, aber nicht zielführende Lösungsversuche zu überwinden. Typische Anwendungsbereiche umfassen die Regulierung seelisch-geistiger Beschwerden, die Anpassung festgefahrener Denk- und Verhaltensmuster, die Entwicklung neuer Lebensperspektiven, die Stärkung des Selbstvertrauens und die Förderung eines selbstbestimmteren Lebens.

Individueller Ansatz

Die Behandlung mit Hypnosetherapie ist sehr individuell und abhängig vom einzigartigen inneren Erleben jedes Klienten. Dies schließt die Lebensgeschichte, persönliche Kapazitäten, Erfahrungen, Werte und Überzeugungen sowie die bisherigen Misserfolge bei der Problembewältigung ein. Daher gibt es kein Standardverfahren in der Hypnosetherapie; vielmehr erfordert sie eine maßgeschneiderte Herangehensweise.

Behandlungsspektrum

Die Hypnosetherapie ist geeignet für die Behandlung von Schmerzwahrnehmung, psychisch bedingten körperlichen Symptomen, Linderung oder Auflösung von Traumata, Ängsten, Panikstörungen, Depressionen, Burnout, unpassenden Verhaltensweisen, Gedanken und Gefühlen sowie Schul- und Beziehungsproblemen.

Die Anwendung der Hypnose in der Therapie wird hier als eine Kunst-
form betrachtet, die stark vom Erfahrungswissen des Hypnosetherapeuten abhängt. Hypnose allein ist nur ein Werkzeug; ihre Wirksamkeit ent-
faltet sich durch die gezielte Anwendung diverser Techniken und vor
allem durch die Beziehung (Rapport) zwischen dem Therapeuten und
dem Klienten.

Die Anwendung der Hypnosetherapie erfordert eine genaue Betrachtung verschiedener Faktoren, um festzustellen, ob sie in bestimmten Fällen angezeigt oder kontraindiziert ist. Es gibt Situationen, in denen Hypnose eher nicht angewandt werden sollte oder nur mit besonderer Fachkenntnis und Vorsicht.

Kontraindikationen

Hypnose sollte in folgenden Fällen nur in Absprache mit einem Arzt und bei eigener Heilerlaubnis des Therapeuten angewandt werden:

- Wahnvorstellungen, Geisteskrankheiten
- Starker Medikamenteneinfluss
- Psychosen, einschließlich psychotischer Patienten mit Wahnerleben oder Halluzinationen
- Suizidgefahr, Eigengefährdung und/oder Fremdgefährdung
- Suchtgefahr
- Klinische Depressionen, Schizophrenie, ICH-Störungen
- Patienten, die einer stationären Behandlung bedürfen
- Anfallserkrankungen, Demenzerkrankungen, schwere Schwerhörigkeit, Hyperkinesen, massive Atembeschwerden
- Extreme Herz- und Kreislaufbeschwerden
- Einwände gegen Hypnosetherapie von behandelnden Psychiatern, Psychotherapeuten oder Neurologen

Hypnose sollte ebenfalls vermieden werden, wenn:

- Sprach-/Verständnisprobleme vorliegen
- Kein eigener Wunsch nach Veränderung besteht
- Der Anwender intuitiv kein gutes Gefühl mit dem Klienten hat

Mit entsprechender Heilerlaubnis kann Hypnose angewendet werden bei:

- Schmerzen, körperlichen Symptomen (bei psychischer Ursache)
- Leichten Depressionen, Ängsten, Zwängen, Phobien
- Allergien (wenn psychisch bedingt)
- Schlafstörungen, Persönlichkeitsstörungen
- Suchterkrankungen (mit ärztlicher Absprache), Migräne, Monatsschmerzen, Phantomschmerzen
- Belastungsstörungen, somatoforme Störungen, Verhaltensstörungen mit körperlichen Auffälligkeiten
- Somatische Leiden mit psychosozialen Einflussfaktoren

Für weitere Störungen wie dissoziative Störungen, Tinnitus, Störungen im Kindes- und Jugendalter, gibt es Fallstudien und klinisch bewährte Behandlungskonzepte.

Anwendungsbereiche ohne Heilerlaubnis

Hypno-Coaches und Lebensberater können Hypnose anwenden bei:

- Lösung seelischer und geistiger Blockaden
- Raucherentwöhnung, Gewichtsreduktion, Prokrastination
- Stärkung von Selbstwert und Selbstbewusstsein
- Unterstützung bei Zahnarztbesuchen, Nägelkauen, Reden halten
- Leistungssteigerung, Prüfungsvorbereitung, Flugvorbereitung
- Wellness-Hypnose, Ego-Stärkung, Persönlichkeitsentwicklung
- Stressabbau, Mentaltraining, Wettkampfvorbereitung
- Immunsystemstärkung, Gesundheitsprävention, Kommunikationstraining, Geburtsvorbereitung
- Trauerbegleitung, Rückführung und Regression
- Hilfe bei Stottern, Tinnitus, Gedächtnis- und Konzentrationsproblemen
- Beziehungsproblemen, familiären Konflikten, negativen Gedanken und Glaubenssätzen

Milton Erickson, ein bedeutender amerikanischer Psychiater, Psychologe und Psychotherapeut, gilt als Begründer der modernen Hypnotherapie. Seine Arbeit und die von ihm formulierten Ziele der Hypnosetherapie haben maßgeblich dazu beigetragen, die therapeutische Anwendung von Hypnose zu revolutionieren. Im Folgenden werden einige seiner zentralen Behandlungsziele vorgestellt:

Harmonisierung des inneren Milieus

Erickson betonte die Bedeutung der körperlichen und geistigen Entspannungsreaktion innerhalb einer Trance. Durch das Erreichen eines ausgewogenen somatischen Zustands können Effekte wie Stressabbau, somatische Heilungen und Stärkungen des Immunsystems erzielt werden.

Erhöhung der Suggestibilität

In einer hypnotischen Trance ist die unkritische Aufnahme von Suggestionen erhöht. Erickson nutzte dies, um verantwortungsvoll hilfreiche Suggestionen anzubieten, die zur Lösung von Problemen oder zur Verbesserung des Wohlbefindens des Patienten beitragen.

Veränderung der Wahrnehmung

Das Tranceerleben führt zu einer veränderten Wahrnehmung. Durch die Fokussierung nach Innen und die emotionale Beteiligung wird eine erhöhte Form von Evidenz der in der Trance erreichten Problemlösungen erreicht.

Aktivierung der Vorstellung

Erickson erkannte die Macht der Imagination und Vorstellungskräfte während der Trance. Bildhafte Vorstellungen können neue Assoziationen ermöglichen und dabei helfen, einschränkende logische Verknüpfungen aufzuheben.

Unwillkürlichkeit

Die Nutzbarmachung unwillkürlicher Prozesse, wie interne Suchprozesse oder Körperreaktionen, wurde von Erickson als wesentlich erachtet, um eine Neuausrichtung des Patienten zu fördern.

Nutzung stillen Wissens

Die Signalfunktion unwillkürlicher motorischer Veränderungen in Kombination mit unbewusstem Wissen über Zusammenhänge, Ursachen und Lösungsmöglichkeiten eines Problems ist ein weiterer Aspekt von Ericksons Arbeit.

Regression

Erickson erkannte, dass das Rollenverhalten sich während der Trance ändern kann, sodass der Patient teilweise die Außenkontrolle an den Therapeuten abgibt und in kindlichere Verhaltensstrukturen regrediert.

Therapeutisches Setting

Ein qualifiziertes therapeutisches Setting ist essentiell für die erfolgreiche Durchführung der Hypnosetherapie. Ohne fundiertes therapeutisches Wissen kann Hypnose nicht effektiv und sicher angewendet werden. Im Folgenden werden verschiedene Aspekte eines solchen Settings beschrieben:

Klärung der therapeutischen Beziehung

Eine klare und transparente therapeutische Beziehung ist die Grundlage für jede erfolgreiche Behandlung. Dies beinhaltet die Klärung der Rollen von Therapeut und Klient sowie die Festlegung der gegenseitigen Erwartungen und Ziele.

Auftragsklärung

Es ist wichtig, den genauen Auftrag des Klienten zu verstehen und zu klären. Dies umfasst die Diskussion über die Ziele der Hypnosetherapie und eventuell vorhandene unbewusste Aufträge.

Passende räumliche Rahmenbedingungen

Die Schaffung einer angenehmen und störungsfreien Umgebung ist entscheidend für die Wirksamkeit der Hypnosetherapie. Räumliche Rahmenbedingungen sollten Ruhe und Komfort bieten.

Vermeidung von Störungen

Kleine Störungen wie Kaugummi, Bonbons oder Taschentücher sollten vermieden werden, um eine ungestörte Tranceerfahrung zu ermöglichen.

Vorerfahrungen mit Hypnose

Das Abfragen der Vorerfahrungen des Klienten mit Hypnose kann wertvolle Informationen liefern und dabei helfen, die Hypnosetherapie individuell anzupassen.

Selbstreflexion und Psychoedukation

Selbstreflexion des Therapeuten und die Psychoedukation des Klienten spielen eine wichtige Rolle. Der Therapeut sollte sich seiner eigenen Grenzen bewusst sein und der Klient sollte über den Prozess und die Ziele der Hypnose informiert werden.

Verzicht auf Hilfsmittel

Der weitgehende Verzicht auf Hilfsmittel unterstützt die Konzentration auf die Hypnose und die Beziehung zwischen Therapeut und Klient.

Keine Versprechen oder Magie

Der Therapeut sollte keine unrealistischen Versprechen geben oder Hypnose als Magie oder esoterische Praktik darstellen. Stattdessen sollte ein realistisches Bild von den Möglichkeiten und Grenzen der Hypnose vermittelt werden.

Klientenwunsch und Eigenverantwortung

Die Hypnosetherapie sollte nur durchgeführt werden, wenn der Klient dies wirklich möchte. Zudem ist es wichtig, nicht blind dem Unterbewusstsein zu vertrauen, sondern den Klienten in seiner Eigenverantwortung zu stärken.

Entwicklung eines eigenen Stils

Jeder Therapeut sollte einen eigenen Stil in der Hypnosetherapie entwickeln, der seine Persönlichkeit, Erfahrungen und Kompetenzen widerspiegelt.

Stärkung und Unabhängigkeit des Klienten

Das Ziel jeder Hypnosetherapie sollte es sein, den Klienten zu stärken und seine Unabhängigkeit zu fördern.

Für eine effektive Hypnosetherapie ist es entscheidend, bestimmte Annahmen zu verstehen und zu berücksichtigen. Diese Annahmen prägen sowohl die Erwartungen der Patienten als auch die Herangehensweise des Therapeuten und tragen maßgeblich zum Erfolg der Therapie bei.

Hypnose und ihre Wirkung

- **Über die Hypnose hinaus:** Der Zustand der Hypnose allein hat kaum heilende Wirkung. Vielmehr sind die Reaktion und Bewertung des Patienten auf Suggestionen ausschlaggebend für den Therapieerfolg.
- **Zielorientierung:** Hypnosesitzungen sollten stets zielorientiert gestaltet sein, um konkrete therapeutische Ziele zu erreichen.
- **Mehr als Entspannung:** Hypnose ist nicht gleichzusetzen mit Entspannung. Sie ist ein vielschichtiger, oft experimenteller und paradoxer Prozess.

Struktur und Prozess

- **Strukturierte Sitzungen:** Jede Hypnosesitzung sollte eine klare Struktur haben, um effektiv zu sein.
- **Trance-Begriff:** Der Begriff "Trance" sollte mit Bedacht verwendet werden, um Missverständnisse zu vermeiden.
- **Dissoziations- und Assoziationsprozesse:** Diese Prozesse sind wichtige Elemente einer Hypnosesitzung und sollten gezielt eingesetzt werden.
- **Tiefenunabhängigkeit:** Die Tiefe einer Hypnose ist oft nicht entscheidend für das Therapieergebnis.

- **Individualität:** Menschen sind einzigartig und erleben Hypnose unterschiedlich. Dies beinhaltet verschiedene Fähigkeiten, Trancephänomene zu erzeugen und auf Hypnose zu reagieren.
- **Unvorhersehbares Verhalten:** Das Verhalten von Menschen während einer Hypnosesitzung lässt sich nicht voraussehen und variiert stark.
- **Wortbedeutung:** Die Bedeutung, die der Patient einer Wortassoziation gibt, ist wichtiger als die Worte selbst.

Einstellung des Therapeuten

- **Therapeut als Begleiter:** Der Therapeut ist nicht das Maß aller Dinge, sondern ein Begleiter auf dem Weg des Patienten.
- **Erinnerungen und Traumata:** Das Fehlen von Kindheitserinnerungen bedeutet nicht automatisch das Vorhandensein eines Traumas.
- **Keine allgemeingültigen Gründe:** Nicht alle Probleme haben einen spezifischen Grund oder Ursprung.
- **Bedeutung der Selbsterfahrung:** Ohne Kenntnisse und Selbsterfahrung kann der Therapeut dem Patienten nicht effektiv helfen.

Körperliche und kognitive Trancephänomene

Während einer Hypnosesitzung können verschiedene körperliche und kognitive Phänomene auftreten. Diese Phänomene sind individuell verschieden und sollten nicht als beunruhigend empfunden werden. Im Folgenden werden einige häufig vorkommende Trancephänomene aufgeführt:

Augenlidflattern

Dieses Phänomen, bei dem die geschlossenen Augenlider unwillkürlich zu flackern beginnen, ist ein erstes Anzeichen einer Trance. Es kann vorkommen, dass Klienten dadurch kurzzeitig aus der Trance herauskommen, aber nach Aufklärung und Beruhigung wird der Prozess normalerweise fortgesetzt.

Sichtbare Augenbulbi

Bei manchen Personen drehen sich die Pupillen nach oben, sodass das Weiße in den Augen sichtbar wird. Dieses Phänomen normalisiert sich nach der Hypnose wieder.

REM (Rapid-Eye-Movement)

Während der Hypnose können die Augäpfel sich hinter den geschlossenen Lidern phasenweise stark bewegen, was auf unbewusste Verarbeitungsprozesse des Gehirns hindeuten kann.

Zeitverzerrung

Das Zeitgefühl kann sich während einer Hypnosesitzung verändern, sodass die Sitzung als sehr kurz oder sehr lang empfunden wird.

Amnesie

Es kann vorkommen, dass man sich nach einer Hypnose nicht mehr an bestimmte Teile der Sitzung erinnern kann. Dies kann sowohl beabsichtigt als auch spontan auftreten.

Zeitregression und -progression

In Hypnose ist es oft möglich, in vergangene Ereignisse zurückzugehen oder in zukünftige Situationen vorzuschreiten. Dies kann sowohl spontan als auch gezielt geschehen.

Dissoziation und Assoziation

Klienten können eine Situation entweder sehr involviert (assoziiert) oder aus der Distanz (dissoziiert) erleben. Diese Phänomene können sich auf Körperwahrnehmungen, Emotionen und andere Arten der Wahrnehmung erstrecken.

Visualisierungen

Spontane innere Bilder können während der Hypnose entstehen.

Katalepsie

Bestimmte Körperbereiche können während der Hypnose eine muskuläre Starre entwickeln.

Ideomotorische Signale

Unbewusste körperliche Signale wie Kopfnicken oder Fingersignale können als Antwort oder Kommunikationsform genutzt werden.

Veränderte Atmung

Die Atmung wird meist tiefer und langsamer, was auf eine Entspannung des Körpers hinweist. Bei Erregungszuständen kann es zu Atemveränderungen kommen.

Gesichtszüge entspannen sich und die Muskulatur wird lockerer, was oft mit einer besseren Durchblutung und einer Veränderung der Hautfarbe einhergeht. Es können auch Muskelanspannungen auftreten, da Hypnose nicht ausschließlich Entspannung bedeutet.

Die Tiefenskala nach Herbert Spiegel und David Spiegel, oft als Arons Tiefenskala bezeichnet, ist ein wichtiges Instrument in der Hypnosetherapie, um das Niveau der Hypnose zu bestimmen. Die Skala wird von der US-amerikanischen „National Guild of Hypnotists" gelehrt und ist wie folgt aufgebaut:

Stufe 1: Hypnoidal - Augenlid-Katalepsie

- **Charakteristik:** Leichte Hypnose, der Klient fühlt sich nicht hypnotisiert, sondern bei vollem Bewusstsein. Schon auf dieser Stufe ist eine therapeutische Arbeit wie Gewichtsreduktion oder Raucherentwöhnung möglich.
- **Symptome:** Muskelkontrolle und Katalepsie des Augenlids, beispielsweise das "Nicht-Öffnen-Können" der Augenlider.
- **Positiver Test:** Unfähigkeit, die Augenlider zu öffnen.

Stufe 2: Armkatalepsie

- **Charakteristik:** Der Klient fühlt sich entspannter, ähnlich einem leichten Schlaf. Größere Muskelgruppen können beeinflusst werden.
- **Beispiel:** Starrer, unbeweglicher Arm.
- **Positiver Test:** Unfähigkeit, den Arm zu bewegen.

Stufe 3: Zahlen-Block

- **Charakteristik:** Kontrolle der gesamten Muskulatur. Der Klient kann nicht aufstehen oder gehen. Aphasie tritt auf, wobei der Klient eine bestimmte Zahl nicht aussprechen oder sich an sie erinnern kann.
- **Positiver Test:** Unfähigkeit, beispielsweise die Zahl 6 auszusprechen.

Stufe 4: Amnesie

- **Charakteristik:** Der Klient vergisst Zahlen, Namen, Anschriften und Ähnliches. Es können stärkere Phänomene wie Analgesie (Schmerzunempfindlichkeit) produziert werden.
- **Positiver Test:** Unfähigkeit, Zahlen, Namen oder Adressen auszusprechen.

Stufe 5: Völlige Anästhesie und Positive Halluzinationen

- **Charakteristik:** Der Klient spürt weder Schmerz noch Berührung. Positive Halluzinationen, also das Sehen und Hören von Dingen, die nicht vorhanden sind, sind möglich.
- **Beispiel:** Keine Schmerzwahrnehmung bei zahnärztlichen Eingriffen.

Stufe 6: Tiefer Somnambulismus und Negative Halluzinationen

- **Charakteristik:** Negative Halluzinationen sind möglich, was bedeutet, dass der Klient Dinge nicht sieht oder hört, die tatsächlich existieren.
- **Beispiel:** Nicht-Wahrnehmung vorhandener Objekte oder Geräusche.

Diese Tiefenskala bietet einen strukturierten Ansatz, um das Niveau der Hypnose zu bestimmen und die Hypnosetherapie entsprechend anzupassen. Jede Stufe eröffnet unterschiedliche therapeutische Möglichkeiten und erfordert spezifische Techniken.

Trancetiefe und ihre Kriterien: Verständnis nach Dave Elman

Einführung in Elmans Methode

Dave Elman, ein renommierter Hypnotiseur, entwickelte eine spezifische Methode, um die Trancetiefe zu testen und sicherzustellen, dass der Klient für bestimmte Hypnosetechniken wie Analgesie und Anästhesie bereit ist. Er unterschied zwischen Gedächtnis erhaltenden (mnesischen) und vergessenden (amnesischen) Trancestufen.

Dave Elman erläutert die Trancetiefen und bietet Einblicke in die verschiedenen Phasen und Kriterien der Hypnosetiefe. Diese Erkenntnisse sind für Hypnosetherapeuten von großer Bedeutung, um die Hypnose sicher und effektiv anzuwenden.

Trancegruppierungen nach Elman

1. **Gedächtniserhaltende Stufen (1-3):** Diese Stufen sind gekennzeichnet durch Erhalt des Gedächtnisses. Hierzu gehören leichte bis moderate Trancezustände, in denen der Klient sich an die Hypnosesitzung erinnern kann.
2. **Vergessende Stufen (4-6):** Diese Stufen führen zu selektiver und vorübergehender Amnesie. Der Klient kann sich unmittelbar nach der Hypnose nicht an die Ereignisse während der Sitzung erinnern.

Kriterien der Trancetiefe

1. **Katalepsie (Stufen 1-3):** Muskuläres Unvermögen, das in verschiedenen Stärken auftritt, kennzeichnet diese Stufen.
2. **Amnesie (Stufen 3-4):** Trennt die dritte von der vierten Stufe. In Stufe 3 kann der Klient eine bestimmte Nummer nicht sagen, in Stufe 4 ist sie vergessen.
3. **Anästhesie (Stufen 4-5):** Unterscheidet Stufe 4 von 5. In Stufe 4 besteht Analgesie (kein Schmerz, aber Druck), in Stufe 5 komplette Anästhesie (weder Schmerz noch Druck).

4. **Halluzinationen (Stufen 5-6):** Positive Halluzinationen (sehen/hören, was nicht da ist) treten in Stufe 5 auf, negative Halluzinationen (nicht sehen/hören, was da ist) in Stufe 6.

Trancetiefen testen

- Diese Tests werden verwendet, um die Tiefe der Trance zu bestimmen. Sie sind besonders relevant für Anwendungen, bei denen Analgesie oder Anästhesie erforderlich ist, wie bei zahnärztlichen Eingriffen, Operationen oder Regressionsarbeiten.
- Für Verhaltensänderungen oder in Verbindung mit Psychotherapie sind lediglich die leichteren Trancestufen erforderlich.
- Die Tests sollen Schritt für Schritt durchgeführt werden, ohne zur nächsten Stufe überzugehen, wenn die aktuelle nicht erreicht wurde.

Empfohlene Reihenfolge zur Erkundung der Trancetiefen

1. Augenkatalepsie
2. Armkatalepsie
3. Nummern- oder Zahlenblockade
4. Handschuh-Analgesie
5. Positive Halluzinationen (z.B. eine Uhr an der Wand sehen)
6. Negative Halluzinationen (z.B. Unfähigkeit, jemand Anwesenden zu sehen)

Erklärung negativer Halluzinationen

Negative Halluzinationen können schwer zu verstehen sein. Ein Beispiel: Wenn einem Klienten in der 6. Stufe suggeriert wird, dass ein Stuhl leer ist, würde er über die Beine einer darauf sitzenden Person steigen oder stolpern?

Die Antwort lautet, dass der Klient darübersteigen würde, da er die Beine erst sehen muss, um sie dann "nicht sehen" zu können.

Die Elman-Induktion: Eine Praktische Anleitung

Einführung

Die Elman-Induktion, benannt nach Dave Elman, einem einflussreichen Hypnotiseur, ist ein populärer Ansatz in der Hypnotherapie. Elman hat seine Induktionstechnik nicht endgültig niedergeschrieben, daher existieren verschiedene Interpretationen. Die folgende Beschreibung basiert auf einer gängigen Version der Elman-Induktion.

Schritt 1: Augenschließung

Der erste Schritt der Elman-Induktion ist die Anleitung zum Schließen der Augen, ein kritischer Moment, der den Weg in die Trance ebnet.

Dieser erste Schritt ist grundlegend für die Einleitung der Hypnose nach Elman. Er ist darauf ausgelegt, eine entspannte und vertrauensvolle Atmosphäre zu schaffen, in der der Klient sich für die weitere Hypnose öffnen kann.

- **Anweisung an den Klienten:** Der Therapeut bittet den Klienten, tief einzuatmen und die Augen weit offen zu halten. Der Therapeut erklärt, dass er gleich die Augen des Klienten sanft schließen wird.
- **Vorgehen:** Der Therapeut führt seine Hand vor das Gesicht des Klienten und benutzt Daumen und Zeigefinger, um die Augenlider des Klienten sanft nach unten zu führen. Die Finger und die Hand des Therapeuten bleiben in dieser Position.
- **Ziel:** Entspannung der Augenmuskulatur unter den Fingern des Therapeuten. Der Therapeut nimmt dann die Hand weg, wobei der Klient sich weiterhin entspannt fühlen sollte.
- **Varianten:** Elman nutzte auch einfachere Formen der Augenschließung, wie das direkte Bitten, die Augen zu schließen, nach einem tiefen Atemzug und dem Anhalten der Luft. Die hier beschriebene Form der Augenschließung setzt einen guten Rapport zwischen Klient und Therapeut voraus, da sie eine direkte physische Interaktion beinhaltet.

- **Wichtigkeit der Entspannung:** Die Entspannung der Augen-muskeln ist ein Zeichen dafür, dass der Klient beginnt, in die Trance einzutreten. Der Therapeut achtet auf Zeichen der Ent-spannung und Fortschritte in Richtung Trance.

Schritt 2: Katalepsie der Augenlider

Nachdem der erste Schritt der Augenschließung erfolgreich durchgeführt wurde, folgt in der Elman-Induktion die Herstellung der Katalepsie der Augenlider.

- **Anleitung:** Der Therapeut instruiert den Klienten, sich vorzu-stellen, dass die Muskeln um die Augen so entspannt sind, dass sie nicht mehr arbeiten wollen. Diese Anweisung zielt darauf ab, eine tiefe Entspannung zu erreichen, bei der der Klient das Ge-fühl hat, dass die Augenlider zu entspannt sind, um sie öffnen zu können.
- **Ziel:** Der Klient soll die Entspannung der Augenmuskeln so in-tensiv erleben, dass ein Gefühl der Unfähigkeit entsteht, die Au-gen zu öffnen. Der Therapeut betont, dass dies nicht aufgrund seines Wunsches, sondern aufgrund des Wunsches und der Er-wartung des Klienten geschieht.
- **Test:** Um sicherzustellen, dass die Augen tatsächlich entspannt sind, bittet der Therapeut den Klienten, zu versuchen, die Augen zu öffnen. Die Unfähigkeit, dies zu tun, bestätigt die gewünschte Entspannung und den Eintritt in die Trance.
- **Vertiefung der Entspannung:** Der Klient wird aufgefordert, dieses Gefühl der Entspannung von den Augenlidern ausgehend durch den gesamten Körper bis zu den Zehen fließen zu lassen. Der Prozess wird wiederholt, wobei der Klient jedes Mal tiefer in die Entspannung gehen soll.
- **Beobachtung von Trancezeichen:** Während dieser Phase be-obachtet der Therapeut Anzeichen einer Trance wie gerötete Augäpfel oder verstärkten Tränenfluss. Diese Beobachtungen sind für den Therapeuten wichtige Indikatoren, um die Tiefe der Trance und den Grad der Entspannung des Klienten einzuschät-zen.

Die Katalepsie der Augenlider ist ein zentraler Schritt in der Elman-Induktion. Sie dient nicht nur der Vertiefung der Entspannung, sondern auch als Bestätigung für den Therapeuten und den Klienten, dass der Prozess der Hypnose erfolgreich eingeleitet wurde.

Schritt 3: „Spaghetti" - Entspannung der Arme

Nachdem die Katalepsie der Augenlider erreicht wurde, folgt in der Elman-Induktion der Schritt, der oft als „Spaghetti" bezeichnet wird. Dieser Schritt zielt darauf ab, eine tiefe Entspannung der Arme zu erreichen.

- **Anweisung an den Klienten:** Der Therapeut erklärt dem Klienten, dass er gleich dessen rechte Hand anheben und dann fallenlassen wird. Dabei wird der Klient instruiert, seine Hand so schlaff wie „weichgekochte Spaghetti" werden zu lassen und sich nicht aktiv am Anheben der Hand zu beteiligen.
- **Vorgehen:** Der Therapeut hebt die Hand des Klienten sanft an und lässt sie dann in den Schoß des Klienten fallen. Dies soll ein Gefühl von Schwerelosigkeit und völliger Entspannung im Arm erzeugen.
- **Ziel:** Der Klient soll eine tiefe Entspannung in der Hand und dem Arm spüren, die sich dann durch den ganzen Körper ausbreitet. Das Fallenlassen der Hand symbolisiert das Loslassen von Spannung und das Eintauchen in einen tieferen Entspannungszustand.
- **Wiederholung für die Vertiefung:** Der Therapeut kann diesen Vorgang wiederholen, um die Entspannung zu vertiefen. Jedes Mal, wenn der Klient die Augen öffnet und wieder schließt, soll sich die Entspannung verdoppeln und bis zu den Zehen ausbreiten.
- **Beobachtung des Therapeuten:** Der Therapeut achtet auf Zeichen einer tiefen Entspannung, wie das schlaffe Fallen der Hand und das sichtbare Loslassen körperlicher Anspannung. Diese Beobachtungen bestätigen, dass der Klient auf dem Weg in eine tiefere Trance ist.

Der „Spaghetti"-Schritt ist ein wichtiges Element in der Elman-Induktion, da er nicht nur die körperliche, sondern auch die mentale Entspannung des Klienten fördert. Dieser Schritt stellt sicher, dass der Klient bereit ist, tiefer in die Hypnose einzutauchen.

Schritt 4: Arm-Katalepsie

Nachdem die Entspannung der Arme erreicht wurde, führt der vierte Schritt der Elman-Induktion die Arm-Katalepsie ein. Dieser Schritt dient dazu, die Trancetiefe weiter zu verstärken und die körperliche Kontrolle des Klienten zu reduzieren.

- **Anleitung an den Klienten:** Der Therapeut informiert den Klienten, dass er gleich dessen Arm berühren und ihn auffordern wird, den Arm auszustrecken. Der Klient wird dann instruiert, den Arm so steif zu machen, als wäre er aus Stahl.
- **Vorgehen:** Der Therapeut zählt bis drei, während der Klient den Arm immer steifer macht. Bei der Zahl drei soll der Arm so steif sein, dass der Klient ihn nicht mehr anwinkeln kann.
- **Test der Katalepsie:** Der Klient wird aufgefordert, zu versuchen, den Arm zu beugen. Die Unfähigkeit, dies zu tun, zeigt, dass der Arm kataleptisch ist, also eine starre, unbewegliche Haltung angenommen hat.
- **Vertiefung der Trance:** Nachdem der Armkatalepsie-Test erfolgreich war, bittet der Therapeut den Klienten, den Arm zu entspannen. Der Klient soll dabei in eine noch tiefere Entspannung gehen. Der Therapeut fragt den Klienten, ob er die zunehmende Tiefe der Entspannung spüren kann.
- **Ziel:** Die Arm-Katalepsie soll die körperliche Entspannung intensivieren und dem Klienten ein Gefühl der Unfähigkeit vermitteln, bestimmte Bewegungen auszuführen. Dies verstärkt die Trance und bereitet den Klienten auf tiefere Stufen der Hypnose vor.
- **Therapeutische Bedeutung:** Diese Phase der Induktion demonstriert die zunehmende Kontrolle des Unbewussten über den Körper und dient als Vorbereitung auf weitergehende hypnotische Phänomene wie Analgesie oder therapeutische Interventionen.

Die Arm-Katalepsie ist ein wichtiger Schritt in der Elman-Induktion, da sie die Verbindung zwischen Geist und Körper in der Trance verstärkt und die Grundlage für tiefere hypnotische Arbeit schafft.

Schritt 5: Rückwärtszählen

Nach der erfolgreichen Arm-Katalepsie führt der fünfte Schritt der Elman-Induktion das Rückwärtszählen ein, um die geistige Entspannung zu vertiefen und die kognitive Kontrolle zu reduzieren.

- **Anleitung an den Klienten:** Der Therapeut erklärt dem Klienten, dass das Zählen von einer hohen Zahl rückwärts die geistige Entspannung vertiefen wird. Der Klient wird gebeten, von 200 rückwärts zu zählen, wobei jede genannte Zahl die Entspannung verdoppelt.
- **Vorgehen:** Während der Klient zählt, weist der Therapeut darauf hin, dass mit jeder Zahl die Entspannung zunimmt und die Zahlen allmählich verschwinden. Der Therapeut leitet den Klienten an, mit der Absicht zu zählen, dass die Zahlen verschwinden.
- **Ziel:** Der Klient erreicht bei einer bestimmten Zahl (zum Beispiel bei 197) einen Punkt, an dem die Zahlen komplett verschwinden. Dies signalisiert eine tiefe geistige Entspannung und das Erreichen einer höheren Trancestufe.
- **Bestätigung der Amnesie:** Der Therapeut fragt den Klienten, ob die Zahlen verschwunden sind, um sicherzustellen, dass eine ausreichende Trancetiefe erreicht wurde. Der Klient kann dies bestätigen, indem er keine Zahlen mehr nennen kann.
- **Vertiefung der Trance:** Der Therapeut kann den Prozess verstärken, indem er den Arm des Klienten anhebt und fallen lässt, was den Verlust der Zahlen und eine weitere Vertiefung der Trance symbolisiert.
- **Therapeutische Bedeutung:** Dieser Schritt demonstriert die zunehmende Einbindung des Unbewussten und die Verringerung des bewussten kognitiven Kontrollvermögens des Klienten. Es ist ein entscheidender Schritt in Richtung tieferer hypnotischer Zustände.

Das Rückwärtszählen in der Elman-Induktion ist ein effektives Mittel, um die Trance zu vertiefen und die geistige Entspannung zu fördern. Es bereitet den Klienten auf die tiefsten Stufen der Hypnose und die damit verbundenen therapeutischen Interventionen vor.

Schritt 6: Schmerztest

Der sechste Schritt der Elman-Induktion umfasst den Schmerztest, der darauf abzielt, die Tiefe der Trance und die Fähigkeit zur Anästhesie zu überprüfen. Dieser Schritt ist entscheidend für die Anwendung der Hypnose in medizinischen Kontexten.

- **Anleitung an den Klienten:** Der Therapeut informiert den Klienten darüber, dass er nun einen Schmerztest durchführen wird. Der Klient wird darauf vorbereitet, dass er bald keine Schmerzen mehr in einer bestimmten Körperregion spüren wird.
- **Vorgehen:** Der Therapeut streichelt sanft den Bereich, in dem der Schmerztest durchgeführt wird, um den Klienten auf die Anästhesie einzustimmen. Er suggeriert, dass die Hand oder ein anderer Körperteil taub wird und kein Schmerzempfinden mehr vorhanden ist.
- **Test:** Der Therapeut kann einen leichten Druck oder eine andere harmlose Stimulation anwenden, um zu überprüfen, ob der Klient tatsächlich keine Schmerzen spürt. Dies wird oft durch Berührung oder leichten Druck auf die Hand oder den Arm durchgeführt.
- **Ziel:** Der Klient soll keine Schmerzen oder nur ein Gefühl der Berührung wahrnehmen, was auf eine erfolgreiche Anästhesie hindeutet.
- **Feedback des Klienten:** Der Therapeut fragt den Klienten, wie sich die behandelte Körperregion anfühlt, um sicherzustellen, dass die Anästhesie wirksam ist.
- **Therapeutische Bedeutung:** Diese Phase ist für medizinische Anwendungen der Hypnose wie zahnärztliche Eingriffe, Operationen oder Geburtsvorbereitungen wichtig. Sie demonstriert das Erreichen einer ausreichenden Trancetiefe für die Durchführung schmerzfreier Prozeduren.

- **Hinweis:** Bei psychotherapeutischen Anwendungen kann dieser Schritt optional sein, da er primär für medizinische Zwecke relevant ist.

Der Schmerztest im sechsten Schritt der Elman-Induktion ist ein wichtiges Werkzeug, um die Eignung und Effektivität der Hypnose für schmerzfreie medizinische Verfahren zu bestätigen. Diese Technik demonstriert das tiefe Eindringen des Klienten in die Trance und seine Fähigkeit, auf fortgeschrittene hypnotische Suggestionen zu reagieren.

Anwendungsbereiche und Suggestionstechniken in der Hypnosetherapie

Trancetiefen und ihre Anwendungsbereiche

Die Trancetiefe, die in der Hypnotherapie erreicht wird, spielt eine entscheidende Rolle bei der Wahl der therapeutischen Technik. Insbesondere die Trancetiefe der Stufe 5, charakterisiert durch die Fähigkeit zur Anästhesie, ist vor allem für medizinische Anwendungen von Bedeutung.

Die Auswahl der Trancetiefe und die Anwendung von Suggestionstechniken sind entscheidend für den Erfolg der Hypnosetherapie. Sie erfordern ein tiefes Verständnis sowohl der Hypnosetechniken als auch der individuellen Bedürfnisse und Reaktionen des Klienten.

- **Medizinische Anwendungen:** Für Eingriffe, die eine Schmerzfreiheit erfordern, wie zahnärztliche Behandlungen oder chirurgische Eingriffe, ist eine Trancetiefe der Stufe 5 erforderlich. Diese Stufe ermöglicht es dem Klienten, schmerzfrei zu bleiben, während er sich der Prozedur unterzieht.
- **Psychotherapeutische Anwendungen:** Im Gegensatz dazu sind für psychotherapeutische Anwendungen solche tiefen Trancezustände nicht unbedingt notwendig. Bei der Behandlung psychologischer oder emotionaler Themen kann bereits eine geringere Trancetiefe ausreichend sein. Daher kann der Schmerztest in psychotherapeutischen Kontexten oft weggelassen werden.

Suggestionstechniken in der Elman-Induktion

Die Suggestionen in der Elman-Induktion sind in der Regel direkt und klar formuliert.

- **Direkte Suggestionen:** Ein Beispiel für eine direkte Suggestion ist: „Ihre Augenlider werden schwer...". Dieser Ansatz birgt jedoch das Risiko, dass, wenn die suggerierte Reaktion nicht eintritt, eine Diskrepanz zwischen Suggestion und tatsächlichem Erleben des Klienten entsteht, was zum Herausfallen aus der Hypnose führen kann.

- **Indirekte Suggestionen nach Milton H. Erickson:** Im Gegensatz dazu sind die Suggestionen von Erickson oft indirekter Natur. Erickson würde beispielsweise formulieren: „Augenlider werden beim Zuhören manchmal schwer...". Diese Art der Suggestion vermeidet potenzielle Diskrepanzen, indem sie Raum für individuelle Reaktionen lässt und dem Klienten erlaubt, die Erfahrung auf seine eigene Art und Weise zu machen.
- **Kombination beider Ansätze:** In der modernen Hypnosepraxis werden oft direkte und indirekte Suggestionen kombiniert. Diese Herangehensweise ermöglicht es dem Therapeuten, flexibel auf die Bedürfnisse und Reaktionen des Klienten einzugehen und eine effektivere und personalisierte Hypnoseerfahrung zu schaffen.

Die effektive Gestaltung von Hypnotherapiesitzungen ist entscheidend für den therapeutischen Erfolg. Sie erfordert eine sorgfältige Planung, Anpassung an den Klienten und eine bewusste Auswahl der Techniken.

Strukturierung und Planung

- **Aufteilung in schaffbare Einheiten:** Probleme sollten in kleinere, handhabbare Teile zerlegt werden, um sie schrittweise zu bearbeiten.
- **Erstellung eines Therapieplans:** Ein strukturierter Plan hilft, den Therapieverlauf übersichtlich und zielorientiert zu gestalten.
- **Problemtrance ermitteln:** Verständnis der spezifischen Trance, die mit dem Problem des Klienten verbunden ist.

Therapiebeginn und Fokus

- **Langsamer Beginn:** Es ist ratsam, nicht sofort mit dem Hauptproblem zu beginnen, sondern die Sitzung sanft zu starten.
- **Aufzeichnung der Sitzung:** Eine Aufzeichnung kann für die Nachbereitung und Analyse hilfreich sein.
- **Zielfokussierte und lösungsorientierte Arbeit:** Jede Sitzung sollte ein klares Ziel verfolgen und lösungsorientiert sein.

Therapeutische Herangehensweisen

- **Berücksichtigung des ganzen Menschen:** Menschen sind mehr als die Summe ihrer Probleme oder Teilaspekte.
- **Achtsame Induktionswahl:** Die Auswahl der Hypnoseinduktion sollte auf den Klienten und sein Problem abgestimmt sein.
- **Vom Allgemeinen zum Spezifischen:** Beginn mit allgemeinen Aspekten und schrittweise Fokussierung auf spezifische Problembereiche.
- **Emotionale Strukturierung:** Vorsichtiger Umgang mit Emotionen, beginnend bei leichten bis hin zu stärkeren Gefühlen.
- **Indirekte Arbeit bei Widerstand:** Bei Widerstand des Klienten kann ein indirekter Ansatz effektiver sein.

- **Nutzung von Unsicherheitsfragen:** Unsicherheitsfragen können neue Perspektiven eröffnen und zur Lösungsfindung beitragen.
- **Arbeit mit offenen Augen:** Wenn Klienten ihre Augen nicht schließen möchten, kann auch mit offenen Augen gearbeitet werden.
- **Vermeidung nicht hilfreicher Techniken:** Techniken, die für den Klienten nicht förderlich sind, sollten vermieden werden.
- **Arbeit mit echten Gefühlen:** Authentizität in der emotionalen Arbeit ist essenziell.
- **Nutzung von Präsuppositionen:** Präsuppositionen können nützlich sein, um Veränderungen zu fördern.
- **Entwicklung sensorischer Erfahrungen:** Die Nutzung und Vertiefung sensorischer Erfahrungen kann die Hypnotherapie bereichern.

Abschluss der Sitzung

- **Sicherer und positiver Abschluss:** Jede Sitzung sollte auf eine sichere und positive Weise beendet werden, um das Wohlbefinden des Klienten zu gewährleisten.

Achtungspunkte

- **Risiko der Retraumatisierung:** Es besteht das Risiko, dass durch Hypnose alte Traumata reaktiviert werden.
- **Problemfokussierung:** Eine zu starke Fokussierung auf das Problem kann dieses verstärken oder stabilisieren.

Die Gestaltung von Hypnotherapiesitzungen erfordert eine sorgfältige Planung und Anpassung an die individuellen Bedürfnisse und Reaktionen des Klienten. Ein ausgeglichener Ansatz, der sowohl die technischen Aspekte der Hypnose als auch die menschliche Komponente der Therapie berücksichtigt, ist entscheidend für den Erfolg.

Tipps für effektive Behandlungssitzungen in der Hypnotherapie

Die erfolgreiche Durchführung von Hypnotherapiesitzungen erfordert nicht nur Fachwissen, sondern auch eine sensible und flexible Herangehensweise. Folgende Tipps können dabei helfen, die Effektivität der Sitzungen zu maximieren.

Sprachgebrauch und Kommunikation

- **Vermeidung des Wortes 'Schlaf':** Hypnose ist kein Schlaf; daher sollte dieses Wort möglichst vermieden werden, um keine falschen Erwartungen zu wecken.
- **Kreative Ansätze:** Finden Sie kreative Möglichkeiten, um den Prozess individuell und interessant zu gestalten.
- **Angenehme Stimmführung:** Achten Sie auf eine angenehme, beruhigende Stimme, um das Wohlbefinden des Klienten zu steigern.

Umgang mit Trance und Reaktionen

- **Trance-Logik:** Seien Sie sich bewusst, dass Trance-Logik zu Stress führen kann und passen Sie Ihre Herangehensweise entsprechend an.
- **Reaktionszeit gewähren:** Lassen Sie dem Klienten genügend Zeit, um auf Suggestionen zu reagieren.
- **Aufmerksamkeit beim Klienten:** Halten Sie Ihre Aufmerksamkeit stets auf den Klienten gerichtet.

Fragestellungen und Berührung

- **Neutrale und zirkuläre Fragen:** Nutzen Sie neutrale und zirkuläre Fragestellungen, um neue Perspektiven zu eröffnen.
- **Erlaubnis zur Berührung:** Fragen Sie immer um Erlaubnis, bevor Sie den Klienten berühren.
- **Konsistenz:** Führen Sie stets das aus, was Sie ankündigen.

Flexibilität und Emotionalität

- **Utilisation:** Nutzen Sie die Gegebenheiten, seien Sie dabei jedoch spezifisch und angepasst an den Klienten.
- **Emotionale Reaktionen:** Seien Sie darauf vorbereitet, dass Klienten emotional reagieren können, und gehen Sie einfühlsam damit um.
- **Flexibilität in der Arbeit:** Bleiben Sie flexibel in Ihrer Arbeit und passen Sie sich den Bedürfnissen des Klienten an.

Suggestionen und Metaphern

- **Hilfreiche Formulierungen:** Verwenden Sie hilfreiche und positive Formulierungen in Ihren Suggestionen.
- **Hausaufgaben:** Geben Sie gegebenenfalls Hausaufgaben, um den Prozess zu unterstützen.
- **Metaphern:** Nutzen Sie Metaphern, die vom Klienten kommen, da diese oft die effektivsten sind.
- **Klarheit bei posthypnotischen Suggestionen:** Je klarer und spezifischer die posthypnotischen Suggestionen sind, desto besser ist die Wirkung. Sollte der Klient abschweifen, so ist dieses nicht schlimm. Die Suggestionen wirkten trotz allem wie gewünscht.

Planung und Nachbesprechung

- **Rückfallebenen einplanen:** Bereiten Sie Pläne für den Umgang mit möglichen Rückschritten vor.
- **Rückfallerleben utilisieren:** Nutzen Sie Rückschritte als Teil des therapeutischen Prozesses.
- **Nachbesprechung:** Führen Sie am Ende jeder Sitzung oder zu Beginn der nächsten Sitzung eine Nachbesprechung durch.

Diese Tipps sollen Hypnotherapeuten dabei unterstützen, ihre Behandlungssitzungen effektiver zu gestalten und den Klienten eine sichere und positive Erfahrung zu bieten.

Verständnis und Behandlung ungelöster seelischer Konflikte und Traumata (USK)

Die Behandlung ungelöster seelischer Konflikte, insbesondere Traumata, ist ein zentraler Aspekt der Hypnotherapie. Diese Konflikte entstehen häufig durch tiefgreifende, ungelöste emotionale Ereignisse und können das Leben eines Individuums maßgeblich beeinflussen.

Ereignisse, die oft zu USK führen

- **Konzeption:** Negative Gefühle der Eltern können prägende Lebensthemen beim Kind verursachen.
- **Schwangerschaft:** Ereignisse wie der Alkohol- und Drogenmissbrauch der Mutter, Beziehungskonflikte, Armut oder Krankheit können zu Traumata führen.
- **Geburt:** Kalte, emotionale oder stressreiche Umgebungen während der Geburt, einschließlich medizinischer Eingriffe, können Traumata auslösen.
- **Säuglingsalter:** Frühes Abstillen, Krankheiten oder Trennung von Bezugspersonen sind potenzielle Traumaquellen.
- **Kleinkindalter:** Veränderungen in der familiären Struktur, Erziehungspraktiken und frühkindliche Erfahrungen können langfristige Auswirkungen haben.
- **Schulkindalter:** Krankheiten, Verlust von Haustieren, Einschulung, Lehrer, Schulwechsel und Mitschüler sind wichtige Faktoren.
- **Pubertät:** Beziehungskonflikte, romantische Beziehungen, Leistungsdruck und Erfahrungen mit Betrug oder Enttäuschung können zu USK führen.

Allgemeine Ursachen für USK

- **Beziehungsprobleme:** Konflikte in der Ehe, Scheidung und familiäre Spannungen.
- **Lebensereignisse:** Unfälle, Operationen, finanzielle Schwierigkeiten, Krankheiten und der Tod nahestehender Personen.
- **Persönliche Krisen:** Akademische Probleme, Berufsversagen, Gerichtsverfahren und Diagnosen ernsthafter Krankheiten.

Ein USK entsteht oft durch eine Unterbrechung des Vertrauten oder des Erwarteten, insbesondere wenn der Körper in einem Zustand verminderter Resistenz ist. Diese Konditionierung kann zu langfristigen psychologischen und emotionalen Herausforderungen führen.

Hypnotherapeutischer Ansatz

- **Individualisierte Behandlung:** Jeder Klient erfordert einen individuellen Ansatz, der auf die spezifischen Traumaerfahrungen und deren Auswirkungen zugeschnitten ist.
- **Aufbau eines sicheren Raums:** Es ist wichtig, eine sichere und unterstützende Umgebung für die Bearbeitung von Traumata zu schaffen.
- **Einsatz von Techniken:** Verschiedene hypnotherapeutische Techniken können genutzt werden, um dem Klienten bei der Verarbeitung und Überwindung seiner Traumata zu helfen.

Eine sorgfältige, einfühlsame und professionelle Herangehensweise ist bei der Behandlung erforderlich. Ein umfassendes Verständnis der Ursachen und Auswirkungen dieser Erfahrungen ist für Hypnotherapeuten unerlässlich, um wirksame Unterstützung und Heilung zu bieten.

„Ein USK entsteht, wenn das Vertraute im Leben oder das, was erwartet wird, unterbrochen wird (oder nicht eintritt, was einen Vertrauensbruch darstellen kann), während der Körper sich in einem Zustand verminderter Resistenz oder Stärke befindet. Diesen Bezug nennt man auch Konditionierung.“

Die Hypnotherapie nutzt eine Vielzahl von Methoden und Techniken, um unterschiedliche psychische Zustände und Herausforderungen zu adressieren. Diese Techniken variieren in ihrer Herangehensweise und Anwendung und bieten umfangreiche Möglichkeiten für die individuelle Behandlung.

Psychodynamische und emotionale Techniken

- **Affektbrücke und Altersregression:** Diese Techniken ermöglichen es, emotionale Themen zu ihren Wurzeln zurückzuverfolgen und frühere Erfahrungen aufzuarbeiten.
- **Abreaktion:** Befreiung von unterdrückten Emotionen durch deren Ausdruck in einem kontrollierten Rahmen.
- **Amnesien:** Gezieltes Vergessen von belastenden Erinnerungen oder Erfahrungen.

Körperorientierte und integrative Ansätze

- **Aufstellungsarbeit:** Visualisierung und Bearbeitung von familiären oder systemischen Konflikten.
- **EMDR (Eye Movement Desensitization and Reprocessing):** Verarbeitung traumatischer Erlebnisse durch bilaterale Stimulation.
- **EFT (Emotional Freedom Techniques):** Eine Kombination aus kognitiver Therapie und körperlicher Stimulation.
- **Körpersomaarbeit:** Integration von körperlichen Empfindungen und Erfahrungen in die therapeutische Arbeit.

Entspannungs- und Gestalttechniken

- **Entspannungstechniken:** Methoden zur Förderung der physischen und psychischen Entspannung.
- **Gestalttherapie:** Fokus auf das Hier und Jetzt und die ganzheitliche Erfahrung des Klienten.

- **Ich-Stärkung:** Stärkung des Selbstbewusstseins und der inneren Ressourcen.
- **Inneres Kind:** Arbeit mit verletzten oder vernachlässigten inneren Anteilen.
- **Integrations- und Teilearbeit:** Harmonisierung verschiedener innerer Anteile und Aspekte der Persönlichkeit.

Lösungsorientierte und narrative Ansätze

- **Lösungsfokussierte Interventionen:** Konzentration auf Lösungen statt Probleme.
- **Metaphern und Storytelling:** Nutzung von Geschichten und Metaphern zur Verarbeitung und Neudeutung von Erlebnissen.

NLP und Reframing

- **NLP (Neurolinguistisches Programmieren):** Techniken zur Veränderung von Denkmustern und Verhaltensweisen.
- **Reframing und Timeline:** Neudeutung von Erlebnissen und Arbeit mit der persönlichen Lebensgeschichte.
- **VAKOG:** Visuelle, auditive, kinästhetische, olfaktorische und gustatorische Wahrnehmungen in der Therapie nutzen.

Regression, Progression und Stellvertreter

- **Regressionen/Progression:** Rückführung in vergangene Lebensphasen oder Vorausblick in zukünftige Situationen.
- **Stellvertretertechniken:** Einsatz von Stellvertretern zur Bearbeitung zwischenmenschlicher Konflikte.

Systemische und transformative Ansätze

- **Systemische Interventionen:** Betrachtung und Bearbeitung von Problemen im Kontext des sozialen und familiären Systems.
- **Transformation:** Tiefgreifende Veränderungsprozesse anregen und unterstützen.

Diese Methoden und Techniken bieten vielfältige Möglichkeiten, um individuell auf die Bedürfnisse und Herausforderungen der Klienten einzugehen. Sie ermöglichen eine ganzheitliche und tiefgreifende Arbeit in der Hypnotherapie.

Vorführungen und Übungen: Entspannung, Convincer und Rapport

Effektive Hypnosetherapie beinhaltet eine Reihe von Vorführungen und Übungen, die darauf abzielen, Entspannung zu fördern, Überzeugung zu erzeugen (Convincer) und Rapport aufzubauen. Hier sind einige praxisorientierte Ansätze und Übungen für Therapeuten.

Entspannungsübungen

- **Progressive Muskelentspannung:** Anleitung zur schrittweisen Anspannung und Entspannung verschiedener Muskelgruppen.
- **Atemübungen:** Fokus auf tiefes, rhythmisches Atmen zur Förderung von Ruhe und Entspannung.
- **Visualisierung:** Nutzung von beruhigenden Bildern oder Szenarien, um geistige Entspannung zu erreichen.

Convincer-Techniken

- **Armlevitation:** Überzeugung durch das Erleben des unwillkürlichen Anhebens eines Armes.
- **Augenkatalepsie:** Demonstration der Unfähigkeit, die Augen zu öffnen, als Beweis für die Tiefe der Trance.
- **Zahlenvergessen:** Eine Übung, bei der die Fähigkeit, bestimmte Zahlen zu erinnern, temporär „vergessen" wird.

Aufbau von Rapport

- **Spiegelung und Pacing:** Anpassung der eigenen Körperhaltung, Gestik, Sprechweise und Atmung an den Klienten.
- **Aktives Zuhören:** Zeigen von Empathie und Verständnis durch aufmerksames Zuhören und angemessenes Feedback.
- **Verbale und nonverbale Bestätigung:** Anerkennung und Bestätigung der Gefühle und Aussagen des Klienten.

- **Rollenspiele:** Praktizieren von Hypnosetechniken in einem si-
  mulierten Setting, um Fähigkeiten zu verfeinern.
- **Selbsthypnose:** Erlernen und Üben von Selbsthypnosetechniken zur eigenen Entspannung und als Demonstration für Klienten.
- **Feedback-Sessions:** Regelmäßige Besprechungen mit Kollegen oder Supervisoren zur Verbesserung der therapeutischen
  Fähigkeiten.

Diese Vorführungen und Übungen sind wesentliche Bestandteile der
Hypnotherapie, da sie helfen, die therapeutische Beziehung zu stärken
und die Wirksamkeit der Hypnose zu demonstrieren. Sie ermöglichen es
dem Therapeuten, Techniken zu verfeinern und den Klienten effektiver
zu unterstützen.

Techniken und Induktionen in der Hypnosetherapie

Das dritte Kapitel des Lehrbuchs widmet sich den verschiedenen Techniken und Induktionsmethoden in der Hypnosetherapie. Diese sind das Herzstück der hypnotischen Praxis und entscheidend für den Erfolg therapeutischer Sitzungen. Die Hypnose ist eine Kunst und eine Wissenschaft zugleich, die sowohl Flexibilität als auch ein tiefes Verständnis psychologischer Prinzipien erfordert.

In diesem Kapitel werden die verschiedenen Techniken, die in der Hypnosetherapie zur Anwendung kommen, detailliert erläutert. Von grundlegenden Entspannungsinduktionen bis hin zu fortgeschrittenen Methoden wie der Regressionstherapie bietet dieses Kapitel einen umfassenden Überblick über das breite Spektrum an Werkzeugen, die Hypnotherapeuten zur Verfügung stehen.

Die Auswahl der richtigen Technik oder Induktionsmethode hängt von vielen Faktoren ab, einschließlich der Bedürfnisse und Ziele des Klienten, seiner Reaktionsfähigkeit auf Hypnose und der spezifischen Problematik, mit der er sich konfrontiert sieht. Daher ist ein tiefes Verständnis dieser Techniken unerlässlich, um sie effektiv anwenden zu können.

Ziel dieses Kapitels ist es, Hypnotherapeuten ein solides Fundament an Wissen und Fähigkeiten zu vermitteln, das es ihnen ermöglicht, ihre Klienten wirksam zu unterstützen und zu begleiten. Es werden sowohl klassische als auch moderne Ansätze vorgestellt, die auf aktuellen Forschungserkenntnissen und bewährten Praktiken basieren.

In den folgenden Abschnitten werden die einzelnen Techniken und Induktionsmethoden detailliert beschrieben, um Therapeuten ein tiefgreifendes Verständnis und praktische Fertigkeiten für ihre Arbeit zu vermitteln.

Rapport Aufbauen

Rapport ist ein grundlegender Aspekt der Hypnotherapie, der auf Vertrauen und Sympathie zwischen Therapeut und Klient basiert. Ein erfolgreicher Rapportaufbau erleichtert den therapeutischen Prozess und erhöht die Wirksamkeit der Hypnose.

Grundverständnis von Rapport

- **Definition:** Rapport ist eine harmonische Beziehung, die sich durch Vertrauen und gegenseitiges Verständnis auszeichnet.
- **Kommunikative Angleichung:** Rapport entsteht, wenn zwei Personen ähnliche Kommunikationsstile und Körpersprachen aufweisen.
- **Pacing und Leading:** Der Prozess des Angleichens und Führens im Gespräch, ein zentraler Aspekt des NLP (Neurolinguistisches Programmieren).

Nonverbale Techniken zum Rapportaufbau

- **Mimik und Blickkontakt:** Anpassung an die Mimik und Blickrichtung des Klienten, einschließlich emotionalen Gesichtsausdrucks und Lächeln.
- **Gestik:** Spiegelung der Hand- und Armhaltung, Anpassung der Bewegungsintensität und -häufigkeit.
- **Körpersprache:** Angleichung der Gesamtphysiologie, Körperspannung, Steh- und Sitzposition.

Verbale Techniken

- **Stimmliche Anpassung:** Anpassung der Tonhöhe, Sprechgeschwindigkeit, Aussprache und Betonung an den Klienten.
- **Sprachfluss und Wiederholungen:** Angleichung des Sprachflusses und der Verwendung von Füllwörtern.
- **Aktives Zuhören und Paraphrasieren:** Aufmerksames Zuhören und Zusammenfassen der Aussagen des Klienten mit eigenen Worten.

Umgebung und materielle Aspekte

- **Raumgestaltung:** Beachtung der Sitzordnung, Sichthöhe und direkten Umgebung.
- **Kulturelle und persönliche Aspekte:** Berücksichtigung kultureller Hintergründe, Kleidung, Frisur, persönliche Geschichte und Interessen.

Überprüfung des Rapports

- **Erfolgskontrolle:** Vor Beginn der Hypnosesitzung sollte der vorhandene Rapport überprüft werden, da eine gute nonverbale Basis die Erfolgswahrscheinlichkeit der Hypnose erhöht.
- **Bedeutung des Vertrauens:** Das Vertrauen des Klienten zum Hypnotiseur und das unbewusste Zeigen von Bereitschaft sind für den Erfolg der Hypnose entscheidend.

Rapport Übergabe

Notwendigkeit der Rapport Übergabe

In bestimmten Situationen kann es erforderlich sein, dass ein Hypnotiseur während einer laufenden Sitzung die Betreuung des Klienten an einen anderen Therapeuten übergeben muss. Dies kann aufgrund verschiedener Umstände notwendig werden, wie beispielsweise bei unvorhergesehenen Ereignissen oder speziellen therapeutischen Bedürfnissen des Klienten.

Herausforderungen der Übergabe

- **Vertrauensbindung:** Der Klient hat sich auf die Stimme und Anleitung des ursprünglichen Hypnotiseurs eingelassen und ist darauf konditioniert, dessen Anweisungen zu folgen.
- **Wechsel der Führungsperson:** Eine direkte Übergabe des Rapports an einen anderen Hypnotiseur ist erforderlich, um Kontinuität und Effektivität der Sitzung zu gewährleisten.

Durchführung der Rapport Übergabe

- **Verbale Einleitung:** Der ursprüngliche Hypnotiseur leitet die Übergabe mit einer spezifischen Ansage ein, die den Klienten darauf vorbereitet, auch der Stimme des neuen Hypnotiseurs zu folgen.
- **Beispiel einer Übergabeansage:** „... Und ab jetzt folgst du nicht nur meiner Stimme, sondern hörst auch auf die Stimme von [Name des anderen Hypnotiseurs] und wirst seinen Worten ebenso folgen wie meinen."
- **Wichtigkeit der klaren Kommunikation:** Die Anweisung sollte klar und bestimmt sein, um beim Klienten keine Verwirrung oder Unsicherheit zu verursachen.

- **Aufrechterhaltung des Vertrauens:** Der nahtlose Übergang des Rapports ist entscheidend, um das Vertrauen und die Offenheit des Klienten zu bewahren.
- **Anpassung des neuen Hypnotiseurs:** Der übernehmende Hypnotiseur sollte sich bewusst sein, dass eine gewisse Anpassungszeit erforderlich sein kann, und entsprechend einfühlsam und aufmerksam vorgehen.

Umgang mit Rapportverlust

Rapportverlust während einer Hypnosesitzung, obwohl selten, kann eine Herausforderung für den Hypnotiseur darstellen. Dieses Phänomen tritt auf, wenn die Verbindung und das Vertrauensverhältnis zwischen dem Klienten und dem Hypnotiseur gestört wird.

Ursachen des Rapportverlusts

- **Fehlerhafte Suggestionen:** Ungeschickte oder unangemessene Suggestionen können beim Klienten Unbehagen oder Ängste auslösen.
- **Zu lange Pausen:** Längere Unterbrechungen ohne vorherige Vorbereitung können zum Verlust des Rapports führen.

Erkennung des Rapportverlusts

- **Anzeichen:** Der Hypnotiseur sollte auf Anzeichen achten, die darauf hindeuten, dass der Klient nicht mehr auf die Suggestionen reagiert oder Anzeichen von Unbehagen zeigt.

Strategien zur Wiederherstellung des Rapports

- **Bewahrung der Ruhe:** Es ist wichtig, dass der Hypnotiseur Ruhe bewahrt und die Kontrolle über die Situation behält.
- **Leichte Berührung:** Eine sanfte Berührung kann helfen, die Aufmerksamkeit des Klienten zurückzugewinnen und das Vertrauen wiederherzustellen.
- **Beruhigende Kommunikation:** Der Hypnotiseur sollte den Klienten mit ruhigen und beruhigenden Worten ansprechen.

- **Ansage zur Vertiefung der Hypnose:** „... Du bist sehr tief entspannt und ruhig. Du lässt dich tiefer und tiefer in diese wunderschöne Entspannung sinken. Während du ein paar Momente mit dir selbst beschäftigt warst, fokussierst du dich jetzt wieder ganz genau auf meine Worte. Du verstehst mich nun wieder sehr deutlich..."

Weiteres Vorgehen

- **Weitere Vertiefung der Hypnose:** Nachdem der Rapport wiederhergestellt wurde, sollte der Hypnotiseur die Hypnose weiter vertiefen, um den therapeutischen Prozess fortzusetzen.
- **Anpassung der Technik:** Gegebenenfalls sollte der Hypnotiseur seine Technik anpassen, um zukünftigen Rapportverlust zu vermeiden.

Rapportverlust ist ein beherrschbares Ereignis in der Hypnotherapie, sofern der Hypnotiseur geschult ist, die Zeichen zu erkennen und angemessen zu reagieren. Die Fähigkeit, den Rapport schnell wiederherzustellen, ist entscheidend für die Fortsetzung einer effektiven Hypnosesitzung.

Convincer: Überzeugende Techniken in der Hypnotherapie

Convincer-Techniken sind entscheidend in der Hypnosetherapie, um den Klienten von der Wirksamkeit und dem Erreichen des Trancezustandes zu überzeugen. Sie ermöglichen dem Klienten, unmittelbare und überzeugende Erfahrungen der hypnotischen Trance zu machen.

Bedeutung von Convincern

- **Erstes Erfolgserlebnis:** Convincer dienen dazu, dem Klienten ein erstes überzeugendes Erlebnis der hypnotischen Wirkung zu bieten.
- **Förderung der Bereitschaft:** Durch positive Erfahrungen erhöht sich die Bereitschaft des Klienten, sich auf den Hypnoseprozess vollständig einzulassen.

Beispiele für Convincer

- **Verkleben der Hände:** Eine Technik, bei der der Klient das Gefühl hat, seine Hände seien zusammengeklebt und nicht mehr trennbar.
- **Implantation von Magneten:** Die Suggestion, dass Magnete in den Fingern oder Händen platziert werden, wodurch eine Anziehung oder Abstoßung empfunden wird.
- **Levitation durch Ballons oder Seilzüge:** Suggestion, dass ein Ballon oder ein Seilzug die Hand oder einen anderen Körperteil nach oben zieht.

Klassische Convincer

- **Augenlid-Katalepsie:** Überzeugung, dass die Augenlider so entspannt sind, dass der Klient sie nicht öffnen kann.
- **Arm-Katalepsie:** Der Arm wird so steif und unbeweglich, dass der Klient ihn nicht beugen kann.

Kreativität in der Anwendung

- **Kreative Ansätze:** Es gibt keine festen Grenzen bei der Gestaltung von Convincern. Jeder Hypnotiseur kann kreativ sein und an die Bedürfnisse des Klienten angepasste Convincer entwickeln.
- **Anpassung an den Klienten:** Die Wahl des Convincers sollte auf die individuellen Reaktionen und Vorlieben des Klienten abgestimmt sein.

Wichtigkeit der Überzeugungskraft

- **Glaubwürdigkeit und Realismus:** Convincer müssen glaubwürdig und realistisch gestaltet sein, um effektiv zu sein.
- **Positive Verstärkung:** Sie sollten dazu dienen, das Vertrauen des Klienten in die Hypnose und seine eigene Reaktionsfähigkeit zu stärken.

Convincer sind ein unverzichtbares Werkzeug in der Hypnosetherapie. Sie spielen eine wichtige Rolle, um den Klienten aktiv in den Hypnoseprozess einzubinden und seine Überzeugung von der Wirksamkeit der Therapie zu festigen.

Convincer sind wichtige Werkzeuge in der Hypnosetherapie, um dem Klienten die Wirksamkeit der Hypnose zu demonstrieren. Nachfolgend werden zwei gängige Convincer beschrieben: die Augenlid-Katalepsie und die Arm-Katalepsie.

Augenlid-Katalepsie

- **Ziel:** Dem Klienten die Erfahrung zu ermöglichen, dass er seine Augenlider nicht öffnen kann, trotz des Versuchs, dies zu tun.
- **Durchführung:**
    1. **Entspannung:** Führen Sie den Klienten in einen entspannten Zustand, wobei der Fokus auf der Entspannung der Gesichtsmuskulatur liegt.
    2. **Suggestion:** Sagen Sie dem Klienten, dass seine Augenlider immer schwerer und entspannter werden und er bald feststellen wird, dass es ihm schwerfällt, sie zu öffnen.
    3. **Verstärkung:** Verstärken Sie die Suggestion, indem Sie beschreiben, wie die Augenlider so entspannt und schwer werden, dass der Versuch, sie zu öffnen, diese noch schwerer macht.
    4. **Test:** Bitten Sie den Klienten, zu versuchen, seine Augen zu öffnen, und bestätigen Sie, dass es ihm nicht gelingt, was die Tiefe seiner Entspannung und Trance zeigt.

- **Ziel:** Dem Klienten zu demonstrieren, dass er die Kontrolle über die Bewegung seines Arms verliert.
- **Durchführung:**
  1. **Entspannung:** Leiten Sie den Klienten in eine tiefe Entspannung, wobei der Fokus auf der Entspannung des ganzen Körpers liegt.
  2. **Suggestion:** Sagen Sie dem Klienten, dass sein Arm immer steifer und unbeweglicher wird, vergleichbar mit einem Stück Holz.
  3. **Verstärkung:** Verstärken Sie die Suggestion, indem Sie beschreiben, wie der Arm so steif wird, dass der Klient ihn nicht beugen kann, egal wie sehr er es auch versucht.
  4. **Test:** Fordern Sie den Klienten auf, zu versuchen, seinen Arm zu beugen, und bestätigen Sie, dass es ihm nicht gelingt, was ein Zeichen für die Tiefe seiner Trance ist.

Diese Muster für Convincer dienen dazu, dem Klienten auf eindrückliche Weise die Effektivität der Hypnose zu demonstrieren und sein Vertrauen in den Prozess zu stärken. Der erfolgreiche Einsatz von Convincern kann die therapeutische Beziehung festigen und den Weg für eine tiefere und wirksamere Hypnosearbeit ebnen.

Sprachmuster in der Hypnotherapie

Sprachmuster spielen in der Hypnotherapie eine entscheidende Rolle, da sie wesentlich zur Wirksamkeit der Sitzungen beitragen. Sie ermöglichen eine gezielte Kommunikation mit dem Unterbewusstsein des Klienten und fördern tiefgreifende Veränderungsprozesse. In diesem Kapitel werden verschiedene Sprachmuster vorgestellt und anhand von Beispielen erläutert.

Einführung in Sprachmuster

Sprachmuster in der Hypnotherapie sind speziell formulierte Sätze oder Fragen, die darauf abzielen, unbewusste Denkprozesse zu beeinflussen und therapeutische Veränderungen zu bewirken. Sie basieren auf Prinzipien des Neurolinguistischen Programmierens (NLP) und anderen psychologischen Ansätzen.

Direkte vs. Indirekte Suggestionen

- *Direkte Suggestionen*: Klare Anweisungen oder Behauptungen, wie z.B. "Sie werden mit jedem Atemzug ruhiger und entspannter."
- *Indirekte Suggestionen*: Implizieren Veränderungen eher vage und ermöglichen dem Unterbewusstsein, eigene Lösungen zu finden, z.B. "Manchmal entdecken Menschen neue Wege der Entspannung, ohne bewusst zu wissen, wie das geschieht."

Einsatz von Metaphern

Metaphern sind eine kraftvolle Technik in der Hypnotherapie. Sie erlauben dem Klienten, Parallelen zu seiner eigenen Situation zu ziehen, ohne direkt auf das Problem angesprochen zu werden. Beispiel: Die Geschichte von einem Baum, der nach einem Sturm stärker und robuster nachwächst, kann als Metapher für Resilienz nach schwierigen Lebensereignissen dienen.

Einsatz von Vagheit und Mehrdeutigkeit

Vage Formulierungen und Mehrdeutigkeiten erlauben dem Klienten, eigene Bedeutungen und Lösungen zu generieren. Beispiel: "Und während Sie diese Erfahrung machen, können Sie vielleicht beginnen, Veränderungen zu bemerken, die für Sie von Bedeutung sind."

Pacing und Leading

- *Pacing*: Bestätigung der aktuellen Erfahrung des Klienten, z.B. "Sie sitzen hier und hören meine Stimme."
- *Leading*: Anleitung zu einer neuen Erfahrung, z.B. "Und während Sie hier sitzen, könnten Sie sich vorstellen, wie es wäre, völlig entspannt zu sein."

Verwendung von Embedded Commands

Ein Embedded Command ist eine versteckte Anweisung innerhalb eines Satzes, z.B. "Während Sie meiner Stimme lauschen, können Sie sich entspannen."

Reframing

Reframing bedeutet, einer Situation oder einem Gedanken einen neuen, positiven Rahmen zu geben. Beispiel: Aus "Ich kann nicht mit Stress umgehen" wird "Jede Herausforderung gibt mir die Möglichkeit, neue Bewältigungsstrategien zu lernen."

Einsatz von offenen Fragen

Offene Fragen regen die Vorstellungskraft und das kreative Denken des Klienten an, z.B. "Was würden Sie tun, wenn Sie wüssten, dass Sie nicht scheitern können?"

Future Pacing

Future Pacing beinhaltet das geistige Vorwegnehmen zukünftiger erfolgreicher Situationen, um positive Erwartungen und Selbstvertrauen zu
stärken. Beispiel: "Stellen Sie sich vor, wie Sie in einem Monat mit neuer
Kraft und Zuversicht Ihre Ziele verfolgen."

Sprachliche Rhythmen und Tonfall

Der Rhythmus und der Tonfall der Stimme können die Trancetiefe beeinflussen. Ein langsamer, beruhigender Tonfall fördert die Entspannung,
während ein dynamischerer Tonfall aktivierend und motivierend wirken
kann.

Zusammenfassung

*„Das Beherrschen verschiedener Sprachmuster ist ein Schlüs-
selelement erfolgreicher Hypnotherapie. Sie ermöglichen eine
flexible und individuelle Herangehensweise, die auf die spezifischen Bedürfnisse und Erfahrungen des Klienten zugeschnitten
ist. Durch den geschickten Einsatz dieser Techniken kann der
Hypnotherapeut effektiv mit dem Unterbewusstsein des Klienten kommunizieren und tiefgreifende therapeutische Veränderungen bewirken."*

Suggestionen: Kern der Hypnose

Suggestionen sind ein zentraler Bestandteil der Hypnosetherapie. Sie sind als Vorschläge in Form von Worten, Sätzen, Formulierungen oder Imaginationen zu verstehen, die hilfreiche psychische und emotionale Prozesse beim Klienten initiieren sollen.

Arten von Suggestionen

- **Direkte Suggestionen:** Klare und explizite Anweisungen wie „Du bist entspannt".
- **Indirekte Suggestionen:** Weniger direkte Vorschläge wie „Vielleicht fühlst du dich entspannt".
- **Placebo und Nocebo Suggestionen:** Placebo-Suggestionen erzeugen positive Erwartungseffekte, während Nocebo-Suggestionen negative Auswirkungen haben können.
- **Posthypnotische Suggestionen (PHS):** Anweisungen, die auch nach der Hypnosesitzung wirksam bleiben.

Grundprinzipien für effektive Suggestionen

- **Glaubwürdigkeit:** Suggestionen müssen für den Klienten glaubwürdig und vorstellbar sein.
- **Formulierungen:**
  - „Ich bin..." hat eine starke Wirkung, birgt aber die Gefahr von Widersprüchen.
  - „Ich wähle ... zu sein!" reduziert potenziellen Widerstand, ist jedoch weniger kraftvoll.
  - „Ich erlaube mir ... zu sein!" ist eine sanfte Herangehensweise.
  - „Wie wäre es, wenn...?" öffnet Raum für Möglichkeiten, ohne direkten Widerspruch hervorzurufen.

- **Lebensqualität:** „Mir geht es jeden Tag in jeder Hinsicht immer besser und besser."
- **Körpergewicht:**
  - Direkt: „Ich werde immer dünner."
  - Alternativ: „Ich wähle XX Kilo zu wiegen." oder „Wie wäre es, wenn ich XX Kilo wiege?"
- **Rauchen:**
  - Direkt: „Ich bin Nichtraucher."
  - Alternativ: „Zigaretten sind für mich unwichtig."
- **Lernen:**
  - Direkt: „Ich lerne gern."
  - Alternativ: „Ich freue mich darauf, Neues zu lernen."

Umgang mit Widerständen

- **Anpassung:** Bei Widerstand gegenüber einer Suggestion sollten sanftere oder indirekte Formulierungen gewählt werden.
- **Motivierende Suggestionen:** Suggestionen sollten immer positiv formuliert sein und zur Motivation beitragen.

Suggestionen sind das Werkzeug, mit dem Hypnotherapeuten die inneren Prozesse ihrer Klienten beeinflussen. Die Kunst liegt darin, sie so zu formulieren, dass sie glaubwürdig, akzeptabel und wirksam sind.

Notfall Suggestionen in der Hypnose

Notfall Suggestionen sind ein wichtiger Bestandteil der Hypnosetherapie, insbesondere in der Online-Therapie und der Selbsthypnose. Sie dienen der Sicherheit des Klienten und gewährleisten, dass dieser in Notfällen schnell und angemessen reagieren kann.

Notfall Suggestionen für Online- und Selbsthypnose

- **Vorbereitung:** Vor der Induktion sollte der Klient über die Notfall Suggestionen informiert werden.
- **Formulierung der Suggestion:**
    - **Online-Hypnose:** „Solltest du während der Hypnose in deiner Umgebung etwas Ungewöhnliches wahrnehmen, wie einen Abbruch der Internetverbindung, einen Programmabbruch, Kontaktverlust zu mir oder eine andere Gefahr, wirst du dich sofort FIT, KLAR, WACH und MUNTER fühlen und in das HIER und JETZT zurückkehren, um umgehend handlungsfähig zu sein."
    - **Selbsthypnose:** In der Selbsthypnose wird „du" durch „ich" ersetzt, um die Suggestion zu personalisieren.

Verdeckte Arbeit

- **Sicherheitsorientierte Suggestionen:** Bei der verdeckten Arbeit mit dem Unterbewusstsein ist es wichtig, sicherzustellen, dass alle Lösungen und Veränderungen rechtlich unbedenklich sowie moralisch und ethisch vertretbar sind.
- **Formulierung der Suggestion:** „Die Veränderungen oder Lösungen für das gewünschte Verhalten oder die Situation müssen in jedem Fall strafrechtlich für mich völlig unbedenklich, sowie moralisch und ethisch vertretbar sein.

- **Sicherheit und Schutz:** Diese Suggestionen sind essenziell, um die Sicherheit des Klienten während der Hypnose zu gewährleisten.
- **Bewusstsein und Reaktionsfähigkeit:** Sie stellen sicher, dass der Klient bei ungewöhnlichen Ereignissen oder Notfällen sofort ins Bewusstsein zurückkehren und angemessen reagieren kann.

Notfall Suggestionen sind ein wesentlicher Bestandteil der Hypnosetherapie, um die Sicherheit des Klienten zu gewährleisten, insbesondere in Situationen, in denen der Hypnotiseur nicht physisch anwesend ist. Sie tragen dazu bei, dass der Klient jederzeit in der Lage ist, auf seine Umgebung zu reagieren und bei Bedarf aus der Trance zurückzukehren.

Induktionstechniken sind die Methoden, mit denen ein Hypnotiseur den Klienten in einen Trancezustand versetzt. Diese Techniken variieren stark in ihrem Ansatz und können je nach Klient und Situation angepasst werden. Vier grundlegende Kategorien von Induktionstechniken werden in der Hypnotherapie häufig verwendet:

Fixationstechniken

- **Ziel:** Die Aufmerksamkeit des Klienten auf einen einzigen Punkt oder Gedanken zu fokussieren.
- **Durchführung:**
  - Visuelle Fixation, wie das Fixieren eines Punktes an der Wand oder eines Pendels.
  - Gedankliche Fixation, bei der sich der Klient auf einen bestimmten Gedanken oder ein Gefühl konzentriert.
- **Beispiel:** „Konzentriere dich auf den Punkt an der Decke und beachte, wie deine Augen mit der Zeit schwerer werden."

Konfusionstechniken

- **Ziel:** Den analytischen Geist des Klienten mit verwirrenden oder widersprüchlichen Informationen zu überfordern.
- **Durchführung:**
  - Verwendung von Sätzen oder Anweisungen, die schwer zu verarbeiten oder gegensätzlich sind.
  - Erzeugung eines Zustandes, in dem der Klient offener für Suggestionen wird.
- **Beispiel:** „Während du zuhörst und nicht zuhörst, kannst du dich entspannen und nicht entspannen."

- **Ziel:** Einen plötzlichen Zustand der Verwirrung oder des Schocks zu erzeugen, um die normale bewusste Verarbeitung zu unterbrechen.
- **Durchführung:**
    - Plötzliche, unerwartete Handlungen oder Aussagen.
    - Schnelle Veränderung der Stimmlage oder Lautstärke.
- **Beispiel:** Ein unerwartetes Klatschen der Hände, gefolgt von der Aufforderung, die Augen zu schließen.

Faszinationstechniken

- **Ziel:** Den Klienten durch tiefe geistige Faszination in Trance zu versetzen.
- **Durchführung:**
    - Nutzung von Geschichten, Metaphern oder fesselnden visuellen Objekten.
    - Schaffung eines Zustandes der vertieften Aufmerksamkeit.
- **Beispiel:** Eine eingehende Erzählung, die den Klienten in eine andere Welt eintauchen lässt.

Jede dieser Induktionstechniken hat ihre spezifischen Stärken und Anwendungen. Die Auswahl der richtigen Technik hängt von den Bedürfnissen und der Reaktionsfähigkeit des Klienten ab. Ein erfahrener Hypnotiseur kann diese Techniken flexibel einsetzen und anpassen, um eine effektive und angenehme Tranceerfahrung für den Klienten zu schaffen.

„Setzen oder legen Sie sich nun in eine Position, die für Sie am bequemsten ist. Jeder Mensch ist einzigartig, und so ist auch Ihre Art, sich zu entspannen, ganz besonders und individuell. Es könnte sein, dass Sie sich am besten in einem bequemen Sessel entspannen oder **vielleicht** bevorzugen Sie es, auf einer Liege, einem weichen Bett oder sogar auf einem Teppich auf dem Boden zu liegen.

Nun, da Sie so bequem wie möglich sind, ist es ganz natürlich, sich zu entspannen. Und während Sie so entspannt liegen oder sitzen, wählen Sie einen Punkt im Raum, den Sie fokussieren können. Dies könnte ein Lichtschalter sein, ein Punkt an der Wand oder an der Decke, oder irgendetwas anderes, das Ihre Aufmerksamkeit fesselt. Während Ihre Augen diesen Punkt fixieren, können Sie beginnen, das Gefühl der Entspannung zu bemerken, das sich sanft in Ihrem Körper ausbreitet. Sie können dieses Gefühl bewusst wahrnehmen oder es einfach geschehen lassen, während Ihre Gedanken frei umherschweifen.

Je länger Sie Ihren gewählten Punkt fixieren und Ihre Gedanken schweifen lassen, desto mehr können Sie loslassen und sich entspannen. Sie werden feststellen, wie Ihr Körper und Ihr Geist mehr und mehr zur Ruhe kommen. Und während Sie meiner Stimme lauschen, spüren Sie, wie sich Ihre Augenlider immer schwerer anfühlen. Vielleicht bemerken Sie auch, wie tief und rhythmisch Ihr Atem jetzt fließt. Für die meisten Menschen ist es angenehmer, die Augen zu schließen, da es so viel leichter ist, tief zu entspannen.

Schließen Sie nun Ihre Augen und geben Sie sich der Entspannung hin. Spüren Sie, wie die Gefühle von Wohlbefinden und Gelassenheit Ihren Körper durchströmen. Alle Geräusche, die Sie hören, scheinen in der Ferne zu sein und tragen dazu bei, dass Sie sich noch tiefer entspannen. Konzentrieren Sie sich auf das Gefühl von Ruhe, Frieden und Entspannung, das in Ihnen wächst.

Und jetzt, da Sie immer entspannter werden und sich wohlfühlen, sind Sie in der Lage, sich auf das zu konzentrieren, was Sie wirklich erreichen möchten. Nutzen Sie Ihre natürliche Fähigkeit zur Konzentration, um die Muskeln Ihrer Augen und Augenlider zu entspannen. Stellen Sie sich vor, wie sich ein angenehmes Gefühl von Schwere und Entspannung in den Muskeln Ihrer Augen ausbreitet, so sehr, dass Ihre Augen einfach geschlossen bleiben möchten.

Und genauso, wie Ihre Augen sich entspannen, können auch Sie sich entspannen. Erlauben Sie diesem angenehmen Gefühl der Entspannung und Schwere, sich von Ihren Augen ausgehend in Ihrem ganzen Körper auszubreiten. Entspannen Sie sich, genau wie Ihre Augen sich entspannen. Erleben Sie, wie dieses wundervolle Gefühl jede Faser Ihres Körpers durchdringt und an Intensität zunimmt. Wenn Sie möchten, können Sie spüren, wie jeder Teil Ihres Körpers völlig mühelos entspannt, ruhig und gelassen wird. Jeder Atemzug trägt zu Ihrer immer tiefer werdenden Entspannung bei. Sie können diese wachsende Entspannung in Ihrem Körper bemerken oder einfach Ihre Gedanken frei schweifen lassen, wenn sie abschweifen möchten.“

Fraktionierungen in der Hypnose

Fraktionierung ist eine Technik in der Hypnotherapie, bei der der Klient wiederholt in die Trance geführt und wieder herausgebracht wird. Jedes Mal, wenn der Klient wieder in die Trance geht, erreicht er eine tiefere Entspannung und Hypnose. Die Technik erhöht die Wirksamkeit der Hypnose, indem sie die Rezeptivität des Klienten für Suggestionen steigert.

Grundprinzip der Fraktionierung

- **Ziel:** Vertiefung der Trance durch wiederholtes Ein- und Austritt aus dem Trancezustand.
- **Methode:** Der Klient wird sanft in die Trance geführt, kurz herausgeholt und dann wieder hineingeführt.

Beispiel für eine Fraktionierung

- **Einleitung:** „Sie können nun Ihre Aufmerksamkeit, die zuvor nach außen gerichtet war, nach innen richten. Konzentrieren Sie sich auf Ihren Körper."
- **Vertiefung der Trance:** „Mit jedem Atemzug, den Sie nehmen, gleiten Sie tiefer in diese Entspannung, tiefer in die Hypnose, tiefer in die Trance."
- **Reaktion auf äußere Reize:** „Sollten Sie Geräusche wahrnehmen, lassen Sie diese Sie nur noch tiefer und tiefer in die Entspannung führen. Jedes Geräusch, das Sie hören, bringt Sie näher an einen Zustand tiefer Ruhe und Gelassenheit."
- **Wiederholung:** Führen Sie den Klienten sanft aus der Trance heraus, indem Sie ihn bitten, sich auf einen bestimmten äußeren Reiz zu konzentrieren, und leiten Sie ihn dann erneut in die Trance.

- **Sanfte Übergänge:** Die Übergänge zwischen Trance und Wachzustand sollten sanft und nahtlos gestaltet sein.
- **Anpassung an den Klienten:** Die Geschwindigkeit und Häufigkeit der Fraktionierung sollten an die Reaktionen und Bedürfnisse des Klienten angepasst werden.
- **Steigerung der Trancetiefe:** Jeder Durchgang der Fraktionierung sollte dazu dienen, die Trancetiefe zu erhöhen.

Die Fraktionierung ist eine effektive Technik, um die Trancetiefe zu steigern und die Rezeptivität des Klienten für therapeutische Suggestionen zu erhöhen. Sie ist besonders nützlich in Situationen, in denen ein tieferer Trancezustand erwünscht oder erforderlich ist.

Beispiel einer einfachen Fraktionierung (Vertiefung)

„Nun haben Sie die Möglichkeit, Ihre Aufmerksamkeit, die bislang auf die äußere Welt gerichtet war, nach innen zu lenken. Richten Sie Ihre Aufmerksamkeit auf Ihren Körper. Mit jedem Atemzug, den Sie nehmen, gleiten Sie tiefer in einen Zustand der Entspannung, weiter in die Hypnose, tiefer in die Trance.

Sollten Sie währenddessen Geräusche in Ihrer Umgebung wahrnehmen, lassen Sie diese Geräusche zu einem Signal werden, das Sie noch tiefer in die Trance führt. Jedes Geräusch, ganz gleich welcher Art, hilft Ihnen dabei, sich noch weiter zu entspannen und noch tiefer in die hypnotische Erfahrung einzutauchen.

So wird jedes Geräusch, jedes noch so kleine Rauschen oder Murmeln, zu einem Teil Ihrer Reise in die Tiefe Ihrer eigenen inneren Welt. Mit jedem Geräusch, mit jedem Klang gleiten Sie mühelos tiefer und tiefer, finden sich in einer noch tieferen, noch angenehmeren Ebene der Entspannung und der Hypnose.“

Variante der Beispiel-Fraktionierung (Vertiefung)

„Nun ist es an der Zeit, Ihre Aufmerksamkeit, die bisher nach außen gerichtet war, nach innen zu lenken. Konzentrieren Sie sich voll und ganz auf Ihren Körper und spüren Sie, wie er bei jedem Atemzug tiefer und tiefer in einen Zustand der Entspannung sinkt. Mit jedem Atemzug gleiten Sie weiter in die Hypnose, tiefer in die Trance.

Lassen Sie externe Geräusche zu einem Teil dieser Erfahrung werden. Stellen Sie sich vor, wie jedes Geräusch, das Sie hören, Sie nur noch tiefer in Entspannung führt. Jedes Geräusch, sei es das Ticken einer Uhr, das Rauschen des Windes oder ferne Stimmen, hilft Ihnen, noch tiefer und tiefer in diesen angenehmen Zustand der Trance zu sinken.

Es kann Momente geben, in denen Sie sich kurz dem äußeren Bewusstsein zuwenden. In diesen Momenten erlauben Sie sich, einen Hauch der äußeren Welt wahrzunehmen, nur um dann bei der nächsten Einatmung wieder tiefer in Entspannung und Trance zu gleiten. Jedes Mal, wenn Sie zurückkehren, finden Sie sich tiefer in Hypnose, entspannter und offener für positive Veränderungen.

Diese zyklische Reise, das sanfte Hin- und Herpendeln zwischen bewusster Wahrnehmung und tiefer Entspannung, vertieft Ihre Tranceerfahrung. Mit jedem Zyklus fühlen Sie sich ruhiger, gelöster und bereiter, positive Veränderungen in Ihrem Leben zu akzeptieren und zu integrieren."

Exduktionen, auch bekannt als Ausleitungen, sind ein entscheidender Teil der Hypnosesitzung. Sie markieren den Übergang von der Trance zurück zum normalen Bewusstseinszustand. Eine sorgfältig gestaltete Exduktion sorgt dafür, dass der Klient sich am Ende der Sitzung erfrischt, klar und wohl fühlt.

Ziel der Exduktion

- **Sanfter Übergang:** Gewährleistung eines sanften und sicheren Übergangs aus der hypnotischen Trance.
- **Wiederherstellung:** Rückkehr zu normalem Bewusstsein und körperlicher Wahrnehmung.

Schritte der Exduktion

1. **Einleitung der Rückkehr:** Ankündigung, dass die Sitzung dem Ende zugeht und der Klient langsam zurückkehren wird.
2. **Aufwachphase:** Langsames Zählen, meist von 5 bis 1, wobei mit jeder Zahl die Wachheit zunimmt.
3. **Körperliche Wahrnehmung:** Anregung, körperliche Empfindungen wie das Spüren der Unterlage oder das Bewegen von Fingern und Zehen wieder wahrzunehmen.
4. **Normalisierung:** Hinweis auf die Normalisierung von Puls, Blutdruck und Atmung.
5. **Volle Wachheit:** Bei Erreichen der Zahl 1 wird der Klient angeleitet, die Augen zu öffnen und in den vollen Wachzustand zurückzukehren.

Beispieltext für eine Exduktion

„In wenigen Momenten werde ich Sie sanft zurück in den Wachzustand führen. Ich zähle von 5 bis 1, und mit jeder Zahl, die ich ausspreche, kehren Sie mehr und mehr in Ihr normales Bewusstsein zurück.

5. Sie sind immer noch entspannt und wohl. Langsam spüren Sie, wie Sie die Unterlage unter sich wieder deutlicher wahrnehmen.

4. Ihr Puls und Ihre Atmung normalisieren sich. Ihr Körper kehrt zu seinem natürlichen Zustand zurück.

3. Bewegen Sie leicht Ihre Finger und Zehen. Spüren Sie, wie Sie mehr und mehr in das Hier und Jetzt zurückkehren.

2. Sie fühlen sich erfrischt und wach. Ihr Körper und Geist sind im Einklang und bereit, die Augen zu öffnen.

1. Öffnen Sie nun Ihre Augen. Sie sind vollkommen wach, erfrischt und bereit, den Tag fortzusetzen."

Eine effektive Exduktion ist unerlässlich für eine positive Hypnoseerfahrung. Sie hilft dem Klienten, sich nach der Sitzung erfrischt und bereit für den Rest des Tages zu fühlen.

Ich werde nun langsam von 5 bis 1 zählen, und mit jeder Zahl, die ich ausspreche, werden Sie mehr und mehr aus Ihrem tiefen Entspannungszustand zurückkehren. Wenn ich bei 1 angelangt bin, werden Sie wieder vollkommen wach, erholt und wohlfühlen.

5. Sie sind immer noch tief entspannt und fühlen sich vollkommen wohl. Langsam beginnen Sie jedoch zu spüren, wie Ihr Gefühl der Leichtigkeit nachlässt und wie Sie die Unterlage unter sich wieder deutlicher wahrnehmen.

4. Ihr Puls, Ihr Blutdruck und auch Ihre Atmung normalisieren sich langsam. Ihr ganzer Körper kehrt zu seinem normalen Zustand zurück. Und wenn ich bei 1 angelangt bin, werden Sie sich ausgeruht und erholt fühlen, als hätten Sie einen langen, erholsamen Schlaf genossen.

3. Sie beginnen, Ihre Finger und Zehen leicht zu bewegen, und spüren, wie Sie diese wieder deutlicher wahrnehmen. Sie kehren Schritt für Schritt aus Ihrem angenehmen Entspannungszustand zurück.

2. Ihr Puls und Ihr Blutdruck steigen auf normale Werte an. Sie fühlen sich ausgeruht und wohl. Wenn ich nun die letzte Zahl ausspreche, werden Sie Ihre Augen öffnen, vollkommen wach sein und sich absolut wohl fühlen. Ihre angenehme und harmonische Stimmung wird auch im Wachzustand anhalten.

1. Öffnen Sie nun Ihre Augen. Sie sind wieder vollkommen wach und absolut entspannt."

Der "Sichere Ort" ist eine zentrale Technik in der Hypnotherapie, die darauf abzielt, dem Klienten ein Gefühl von Sicherheit und Geborgenheit zu vermitteln. Diese Technik ist besonders wirksam bei der Bewältigung von Angst, Stress und Trauma.

Bevor wir mit der inhaltlichen Arbeit beginnen, unabhängig vom Thema, empfehle ich die Schaffung eines sogenannten „positiven Ressourcenankers". Dieser ermöglicht es dem Klienten, sich jederzeit und bei Bedarf automatisch an einen gedanklichen Ort zurückzuziehen, an dem er sich absolut sicher und geborgen fühlt. Es ist ratsam, diesen sicheren Ort direkt nach der Induktion und vor der eigentlichen hypnotischen Arbeit zu etablieren.

Der Ort kann ein Raum sein, aber auch jeder andere Ort, der vom Klienten gewünscht wird. Entscheidend ist, dass dort das Gefühl der Sicherheit besonders stark ist und nicht gestört werden kann. Idealerweise sollte dieser Ort bereits im Vorgespräch geklärt werden, um Missverständnisse zu vermeiden.

Nach der Induktion ist es wichtig, diesen Ort so lebendig wie möglich zu gestalten. Stellen Sie sich ihn wie einen „Panikraum" vor. Lassen Sie den Klienten seinen sicheren Ort beschreiben. Fragen Sie ihn: „Welche Geräusche gibt es an diesem Ort? Konzentrieren Sie sich auf das, was Sie dort riechen können – was ist das? Gibt es eine besondere Temperatur an diesem Ort?"

„Sie befinden sich jetzt an einem Ort, an dem Sie absolut sicher sind. Wenn es sich um einen Raum handelt, beobachten Sie, wie er genau nach Ihrem Geschmack eingerichtet ist. Oder es könnte ein ganz anderer Ort sein – das ist nicht wichtig. Wichtig ist, dass Sie tief in sich das Gefühl der Sicherheit und Geborgenheit spüren. Nichts kann Sie hier ablenken. Sie sind ganz bei sich – sicher, ruhig, entspannt. Dieses Gefühl der Geborgenheit wächst in Ihnen und wird mit jedem Atemzug intensiver. Und Sie wissen, dass Sie jederzeit an diesen Ort zurückkehren können, wenn Sie es brauchen. Selbst wenn Sie es nur unbewusst bemerken, dass es wichtig für Sie ist, wird dieses Gefühl automatisch wieder

präsent sein, genauso intensiv, ja sogar noch intensiver, jetzt mit jedem Moment, dieses schöne Gefühl der Sicherheit und tiefen Geborgenheit."

Wichtiger Hinweis:
In sehr seltenen Fällen kann es vorkommen, dass kein „sicherer Ort" gefunden wird, da der Klient keinen Zugang zum Gefühl der „Geborgenheit" findet. Einige Trauma-Therapie-Experten empfehlen in solchen Fällen, einen Zeitpunkt im Mutterleib zu wählen, bevor die Mutter von der Schwangerschaft wusste, um das Gefühl der Geborgenheit zu erleben. Alternativ kann anstelle eines Zeitpunkts im Mutterleib ein „Sicherer Wohlfühl-Ort" oder ein „Moment of Excellence" verwendet werden, um ungelösten seelischen Konflikten oder Traumata auszuweichen.

Zweck des Sicheren Ortes

- **Emotionale Sicherheit:** Schaffung eines mentalen Rückzugsortes, der dem Klienten ein Gefühl von Sicherheit und Ruhe bietet.
- **Ressource in schwierigen Zeiten:** Ein Werkzeug, auf das der Klient in Momenten der Angst oder Unsicherheit zurückgreifen kann.

Schritte zur Schaffung eines Sicheren Ortes

1. **Visualisierung:** Anleitung des Klienten, sich einen Ort vorzustellen, an dem er sich vollkommen sicher und entspannt fühlt.
2. **Details ausarbeiten:** Ermutigen des Klienten, diesen Ort mit allen Sinnen zu erleben – was sieht, hört, riecht, fühlt und schmeckt er dort?
3. **Emotionale Verbindung:** Aufbau einer starken emotionalen Verbindung zu diesem Ort, sodass der Klient sich dort jederzeit willkommen und geborgen fühlt.
4. **Rückkehrmöglichkeit:** Vermittlung der Erkenntnis, dass dieser Ort jederzeit in der Vorstellung des Klienten zugänglich ist, wann immer er ihn braucht.

„Ich möchte Sie nun einladen, sich einen Ort vorzustellen, an dem Sie sich absolut sicher und geborgen fühlen. Dies kann ein realer Ort sein, den Sie kennen, oder ein Ort Ihrer Vorstellung. Es ist ein Ort, an dem Sie völlige Ruhe und Frieden erfahren.

Stellen Sie sich vor, wie dieser Ort aussieht. Welche Farben und Formen sehen Sie? Gibt es Geräusche, die diesen Ort besonders machen? Vielleicht das Rauschen des Meeres, das Zwitschern von Vögeln oder eine sanfte Melodie.

Fühlen Sie die Umgebung – ist sie warm oder kühl? Spüren Sie eine Brise auf Ihrer Haut oder die Wärme der Sonne? Riechen Sie die frische Luft, Blumen oder andere angenehme Düfte?

Dieser Ort ist ganz und gar Ihr eigener, ein sicherer Hafen, zu dem Sie jederzeit zurückkehren können. Hier fühlen Sie sich geschützt und entspannt. Jedes Mal, wenn Sie an diesen Ort denken, werden Sie diese Gefühle von Sicherheit und Frieden in sich tragen."

Ich leite Sie nun an, in Ihrer Innenwelt einen sicheren Ort zu schaffen. Dies wird ein Ort Ihrer Vorstellung sein, ideal abgesichert, sodass er Ihr ganz persönlicher Rückzugsort wird, an dem Sie sich erholen und Kraft schöpfen können. Erschaffen Sie in Ihrer inneren Realität etwas, das in der äußeren Realität nicht existiert. An diesem Ort werden Sie der einzige Mensch sein. Er ist ausschließlich für Sie da.

Diese Übung dient nicht primär Ihrer Entspannung, sondern der Etablierung einer Ressource. Sollten Sie währenddessen verwundert, unschlüssig, irritiert oder blockiert sein, teilen Sie mir dies bitte mit. Wir werden dann gemeinsam sicherstellen, dass Sie fortfahren und Ihr Ziel in Ihrem eigenen Tempo erreichen können.

Machen Sie es sich bequem. Nehmen Sie wahr, wie Sie sitzen, den Stuhl, die Lehne, den Boden unter Ihren Füßen. Beobachten Sie ein paar Atemzüge lang, wie Ihr Atem ganz von allein ein- und ausströmt. Spüren Sie, wie Ihr Körper sich weiter entspannt und Sie sich wohler fühlen. Tauchen Sie ein in Ihre eigene Märchenwelt. Alles ist erlaubt.

Lassen Sie die Vorstellung von Sicherheit und Geborgenheit in sich aufsteigen und nehmen Sie wahr, wie sich das körperlich anfühlt. Wenn Sie keinen Moment in Ihrem Leben finden, in dem Sie sich sicher und geborgen gefühlt haben, stellen Sie sich vor, wie es wäre, diese Gefühle zu erleben. Versuchen Sie, diese Empfindungen so genau und intensiv wie möglich zu fühlen.

Wenn Sie nun ein Gefühl für Sicherheit und Geborgenheit spüren, lade ich Sie ein, sich einen Ort vorzustellen, der alle Qualitäten vereint, die Sie mit diesen Gefühlen verbinden. Lassen Sie Ihre Gedanken, Vorstellungen oder Bilder frei aufsteigen.

Nehmen Sie sich Zeit, angenehme Bilder zu entwickeln, von Dingen oder Umgebungen, die Sie an diesem Ort haben möchten. Alles, was Ihnen gefällt, bauen Sie ein. Was Ihnen nicht gefällt, verändern Sie oder nehmen Sie es wieder heraus. An diesem Ort bestimmen Sie, wie alles sein soll, so dass es für alle Ihre Sinne angenehm ist.

Sie sind völlig frei, sich alles so schön wie möglich vorzustellen. Sie können den Ort auch später jederzeit nach Ihren Wünschen verändern. Fürs Erste reicht es, dass alles dort angenehm für Sie ist. Fehlt noch etwas, können Sie es jederzeit hinzufügen.

Wenn Sie einen Ort gefunden haben, geben Sie mir bitte ein Zeichen.

Sie können jetzt Lebewesen an Ihren Ort einladen, vorzugsweise keine real existierenden Personen, sondern liebevolle Begleiter oder innere Helfer, die Ihnen guttun. Diese können Sie später hinzufügen oder entfernen.

Prüfen Sie, ob Sie sich mit allen Sinnen wohlfühlen. Stimmt das optische Bild? Hören Sie angenehme Geräusche? Sind die Gerüche angenehm? Wie ist die Temperatur? Können Sie sich frei bewegen und jede Haltung einnehmen, die Ihnen behagt? Falls etwas fehlt oder stört, ändern Sie es bitte.

Nun geht es darum, den Ort ideal abzusichern, sodass Sie wirklich ein Gefühl von Sicherheit bekommen. Ich schlage vor, dass Sie eine sichtbare Grenze fürs Auge einrichten, um zu wissen, wo Ihr Ort endet, und dahinter eine ideale Schutzschicht installieren, die alle physikalischen Grenzen übersteigt und nur für Sie durchlässig ist.

Entscheiden Sie, wie Sie an Ihren sicheren Ort gelangen, ob durch einen Eingang, der nur Sie hindurchlässt, oder durch Gedankenkraft.

Nehmen Sie sich Zeit, um wahrzunehmen, wie es sich anfühlt, in Ihrem sicheren Ort zu sein und in völliger Sicherheit zu sein. Vielleicht ein Gefühl, das Sie lange nicht hatten und an das Sie sich erst wieder gewöhnen müssen.

Nun haben Sie etwas Wichtiges erreicht: Ihren eigenen, wirklich sicheren Ort, den Sie weiter gestalten können. Sie können ihn jederzeit aufsuchen, aber zunächst vielleicht besser nur, wenn Sie sich wohl fühlen. Wenn er Ihnen vertraut ist, können Sie ihn auch in schwierigen Momenten aufsuchen.

Dieser Ort ist jetzt immer für Sie da. Wenn Sie sich unwohl oder bedroht fühlen, können Sie jederzeit dorthin zurückkehren.

Ich danke Ihrem Unterbewusstsein für die angenehmen Bilder und lade Sie ein, nun wieder in den Praxisraum zurückzukehren, tief durchzuatmen, sich zu strecken, Ihre Umgebung wahrzunehmen und wieder ganz hier zu sein.

Verdecktes Arbeiten in der Hypnose

Verdecktes Arbeiten in der Hypnotherapie bezeichnet eine Technik, bei der die eigentlichen therapeutischen Interventionen subtil und indirekt durchgeführt werden. Diese Methode eignet sich besonders für Klienten, die Widerstand gegenüber direkter Hypnose zeigen oder für Situationen, in denen direkte Suggestionen nicht angebracht sind.

Ziel des Verdeckten Arbeitens

- **Umgehung des bewussten Widerstands:** Ermöglicht therapeutische Interventionen, ohne dass der Klient bewussten Widerstand leistet.
- **Subtile Beeinflussung:** Arbeitet mit Metaphern, Geschichten oder Symbolen, um Veränderungen auf unbewusster Ebene zu bewirken.

Methoden des Verdeckten Arbeitens

1. **Metaphern und Geschichten:** Einsatz von symbolischen Geschichten, die eine tiefere Bedeutung oder Botschaft tragen.
2. **Symbolische Repräsentation:** Verwendung von Symbolen oder Gegenständen, die für bestimmte Aspekte des Lebens oder Probleme des Klienten stehen.
3. **Indirekte Suggestionen:** Verwendung von Vorschlägen, die nicht direkt auf das Problem oder den Veränderungswunsch hinweisen, sondern eher allgemein gehalten sind.

Beispiele für Verdecktes Arbeiten

- **Metapher einer Reise:** Eine Geschichte über eine Reise kann als Metapher für persönliche Entwicklung und Veränderung genutzt werden.
- **Symbol eines Baumes:** Ein Baum kann Wachstum, Stärke und die Überwindung von Herausforderungen symbolisieren.
- **Indirekte Suggestionen:** Anstelle von direkten Anweisungen wie „Sie werden selbstbewusster" könnte man sagen „Manche Menschen entdecken, wie sie mit jedem Tag ein wenig mehr Selbstvertrauen gewinnen".

- **Aufbau einer Geschichte oder Metapher:** Entwickeln Sie eine Geschichte, die parallel zur Situation des Klienten verläuft, aber in einem anderen Kontext angesiedelt ist.
- **Einbettung von Botschaften:** Verstecken Sie therapeutische Botschaften innerhalb der Geschichte.
- **Aktivierung des Unbewussten:** Ermutigen Sie den Klienten, über die Geschichte nachzudenken und eigene Schlüsse zu ziehen, die auf sein persönliches Leben anwendbar sind.

„Verdecktes Arbeiten in der Hypnose bietet eine sanfte, aber wirkungsvolle Möglichkeit, Veränderungen auf einer tieferen, unbewussten Ebene zu fördern. Es ist eine kreative Methode, die sich besonders für Klienten eignet, die auf traditionelle Hypnosetechniken ablehnend reagieren oder für die eine sanftere, indirektere Herangehensweise angezeigt ist. Im Seminar führ ich sie durch ein Beispiel einer Hypnose mit verdeckten Suggestionen."

Einführung in die Affektbrücke

Die Affektbrücke ist eine fortgeschrittene Technik in der Hypnotherapie, die darauf abzielt, emotionale Reaktionen und Gefühle mit ihren Ursprüngen zu verbinden. Diese Methode wird oft verwendet, um verborgene oder unterdrückte Emotionen aufzudecken und zu verstehen, wie sie mit aktuellen Problemen oder Verhaltensweisen zusammenhängen.

Ziel der Affektbrücke

- **Aufdecken verborgener Emotionen:** Identifikation und Verbindung von gegenwärtigen emotionalen Reaktionen mit vergangenen Ereignissen.
- **Verständnis und Verarbeitung:** Ermöglicht ein tieferes Verständnis für die Ursachen aktueller Probleme und bietet einen Weg zur emotionalen Heilung.

Funktionsweise der Affektbrücke

1. **Identifikation des Affekts:** Der Therapeut hilft dem Klienten, einen starken gegenwärtigen Affekt (Gefühl) zu identifizieren.
2. **Rückverfolgung der Emotion:** Durch Hypnose wird dieser Affekt zurückverfolgt, um den ursprünglichen Moment zu finden, in dem dieser Affekt zum ersten Mal auftrat.
3. **Verarbeitung und Heilung:** Sobald die Ursache des Affekts identifiziert ist, wird an der Verarbeitung und Heilung dieser emotionalen Wunden gearbeitet.

Anwendung der Affektbrücke

- **Beginn mit aktuellem Affekt:** Der Therapeut beginnt mit einem aktuellen Gefühl oder einer emotionalen Reaktion, die der Klient erlebt.
- **Hypnotische Regression:** Durch Hypnose führt der Therapeut den Klienten zurück zu dem Zeitpunkt, an dem dieser Affekt zuerst erlebt wurde.
- **Aufdeckung des Kontextes:** Der Klient erhält die Möglichkeit, den Kontext und die Umstände dieses ersten Erlebens zu verstehen.

Ein Klient berichtet von wiederkehrender Angst in sozialen Situationen. Unter Hypnose wird er angeleitet, sich auf dieses Gefühl der Angst zu konzentrieren. Dann wird er zurückgeführt, um den ersten Moment zu entdecken, in dem er diese Angst empfand. Es könnte sich herausstellen, dass diese Angst mit einem früheren traumatischen Erlebnis in der Kindheit verknüpft ist, wie beispielsweise Hänseleien in der Schule.

Die Affektbrücke ist eine Technik in der Hypnotherapie, die darauf abzielt, aktuelle emotionale Reaktionen und Gefühle mit ihren Ursprüngen in der Vergangenheit zu verbinden und zu regulieren. Dies kann bis zu einem Zeitpunkt vor der Geburt führen.

Schritt 1: Identifikation einer aktuellen Situation

- **Erkundung des Gefühls:** Der Therapeut beginnt die Sitzung, indem er den Klienten bittet, sich auf eine aktuelle Situation zu konzentrieren, in der unangemessene oder intensive emotionale Reaktionen auftreten.
- **Bewusstwerdung:** Der Klient wird angeleitet, das spezifische Gefühl (z.B. Angst, Wut, Traurigkeit) in dieser Situation zu identifizieren und zu beschreiben.

Schritt 2: Reise in die Vergangenheit

- **Fokussierung auf das Gefühl:** Der Klient wird unter Hypnose gebeten, sich auf das identifizierte Gefühl zu konzentrieren.
- **Rückführung:** Durch gezielte Fragen des Therapeuten wird der Klient in die Vergangenheit geführt, um frühere Momente zu identifizieren, in denen das gleiche Gefühl auftrat.

Schritt 3: Wiederholung und Ursprungsfindung

- **Weitere Rückführung:** Der Prozess wird wiederholt, wobei der Klient immer weiter in die Vergangenheit geführt wird, um den Ursprung des Gefühls zu finden.
- **Tiefere Einsicht:** Dies kann sich über mehrere Sitzungen erstrecken und zu sehr frühen Lebensphasen oder sogar pränatalen Erfahrungen führen.

Schritt 4: Regulierung oder Ersetzung des Gefühls

- **Bearbeitung des Ursprungsgefühls:** Sobald der Ursprung des Gefühls identifiziert ist, arbeitet der Therapeut mit dem Klienten daran, das Gefühl zu regulieren oder durch ein neues, positives Gefühl zu ersetzen.
- **Neue Perspektive und Verarbeitung:** Dieser Schritt beinhaltet oft Vergebung, Akzeptanz oder das Verständnis, dass das ursprüngliche Gefühl in der aktuellen Lebenssituation nicht mehr relevant ist.

Schritt 5: Rückkehr in die Gegenwart und Nachjustierung

- **Schrittweise Rückkehr:** Der Klient wird dann schrittweise in die Gegenwart zurückgeführt, wobei an jeder relevanten Station auf der Zeitlinie überprüft wird, ob sich die Situation verbessert hat.
- **Positive Verstärkung:** Sollten an bestimmten Punkten noch Anpassungen erforderlich sein, wird der Therapeut intervenieren, um die positiven Veränderungen zu festigen und zu verstärken.
- **Integration in das aktuelle Leben:** Der Klient wird ermutigt, die neuen Erkenntnisse und Gefühle in sein aktuelles Leben zu integrieren, um dauerhafte Veränderungen und Verbesserungen zu erzielen.

Diese Musterführung durch eine Affektbrücke bietet einen Rahmen für die therapeutische Arbeit mit emotionalen Reaktionen und deren Ursprüngen. Es ist eine tiefgreifende Methode, die dem Klienten hilft, sich von alten Mustern zu lösen und einen gesünderen emotionalen Zustand zu erreichen.

Hypnosetherapie in der Praxis

In diesem Kapitel tauchen wir tief in die praktische Anwendung der Hypnosetherapie ein. Hier wird die Hypnose nicht nur als theoretisches Konzept, sondern als lebendige Praxis dargestellt, die das Potenzial hat, tiefgreifende Veränderungen im Leben der Menschen zu bewirken.

Der therapeutische Rahmen

- **Sichere Umgebung:** Schaffung eines Raumes, in dem sich Klienten sicher und verstanden fühlen.
- **Vertrauensbildung:** Aufbau einer vertrauensvollen Beziehung zwischen Therapeut und Klient ist essenziell.

Struktur einer Hypnosesitzung

1. **Vorgespräch (Pretalk):** Verständnis für die Bedürfnisse und Ziele des Klienten entwickeln.
2. **Induktion:** Sanfte Führung des Klienten in einen entspannten hypnotischen Zustand.
3. **Problemidentifikation:** Identifikation der Kernprobleme oder -themen.
4. **Therapeutische Intervention:** Anwendung spezifischer Techniken zur Adressierung der identifizierten Probleme.
5. **Überprüfung und Alltags-Check:** Sicherstellen, dass die Interventionen wirksam waren.
6. **Ausleitung (Exduktion):** Rückführung des Klienten in einen wachen Zustand.
7. **Stabilisierung:** Verstärkung der positiven Veränderungen und Anregungen zur Selbsthypnose.

- **Individueller Ansatz:** Jeder Klient ist einzigartig und erfordert eine individuelle Herangehensweise.
- **Flexibilität:** Anpassung der Techniken an die spezifischen Bedürfnisse des Klienten.
- **Ethik und Verantwortung:** Der ethische Rahmen und die Verantwortung des Therapeuten sind grundlegend.

Fallbeispiele und Anwendungen

- **Vielseitigkeit:** Darstellung verschiedener Fallbeispiele, um die Vielseitigkeit der Hypnosetherapie zu illustrieren.
- **Lösungsorientierter Ansatz:** Fokus auf lösungsorientierte Ansätze zur Überwindung von Herausforderungen.

Der Ablauf einer Hypnosebehandlung oder -therapie ist ein strukturierter Prozess, der darauf abzielt, den Klienten effektiv bei der Lösung von Problemen oder der Erreichung von Zielen zu unterstützen. Jede Phase des Prozesses hat eine spezifische Funktion und trägt zur Gesamtwirksamkeit der Behandlung bei.

1. PreTalk
2. Induktion und Fraktionierung
3. Problemidentifizierung
4. Interventionen und Exduktion
5. Alltags-Check
6. Stabilisierung und weitere Sitzungen

Vorgespräche und PreTalk

- **Zielsetzung:** Klärung der Ziele und Erwartungen des Klienten.
- **Informationsaustausch:** Vermittlung von Informationen über die Hypnose und Abbau von Missverständnissen.
- **Rapportaufbau:** Entwicklung einer vertrauensvollen Beziehung zwischen Therapeut und Klient.

Induktionen und Fraktionierung

- **Induktion:** Führung des Klienten in einen entspannten, hypnotischen Zustand.
- **Vertiefung:** Nutzung von Fraktionierungstechniken, um die Hypnosetiefe zu erhöhen und den Klienten empfänglicher für Suggestionen zu machen.

Problemidentifizierung

- **Analyse:** Identifizierung der spezifischen Probleme oder Herausforderungen, mit denen der Klient konfrontiert ist.
- **Klärung:** Detaillierte Besprechung der Problemfelder, um ein tiefes Verständnis zu entwickeln.

Interventionen (Coaching/Therapie)

- **Therapeutische Techniken:** Anwendung spezifischer Hypnosetechniken und -strategien, um die identifizierten Probleme anzugehen.
- **Coaching-Elemente:** Integration von Coaching-Methoden zur Förderung von Einsicht, Entwicklung und Veränderung.

Alltagscheck

- **Überprüfung:** Bewertung der Veränderungen und Anpassungen, die während der Sitzung erzielt wurden.
- **Realitätsbezug:** Sicherstellen, dass die Veränderungen im Alltag des Klienten umsetzbar und effektiv sind.

Stabilisierung und weitere Sitzungen

- **Verstärkung:** Festigung der während der Sitzung erreichten Fortschritte.
- **Planung weiterer Sitzungen:** Bei Bedarf Planung zusätzlicher Sitzungen zur weiteren Unterstützung und Vertiefung der Therapieergebnisse.

Jede Phase in diesem Prozess ist essentiell für das Erreichen einer erfolgreichen Hypnosetherapie. Die strukturierte Vorgehensweise ermöglicht es dem Therapeuten, den Klienten effektiv durch den Prozess zu führen und gewährleistet, dass jeder Aspekt des Problems oder der Herausforderung des Klienten sorgfältig adressiert wird.

Der Pretalk

Der Pretalk, das vorbereitende Gespräch vor einer Hypnosesitzung, ist ein entscheidender Schritt im hypnotherapeutischen Prozess. Es dient dazu, den Klienten auf die bevorstehende Hypnose vorzubereiten, Sicherheit und Vertrauen zu schaffen und eine positive Grundhaltung für den therapeutischen Prozess zu etablieren.

Zielsetzung des Pretalks

- **Informationsvermittlung:** Aufklären über die Natur der Hypnose als natürliches Phänomen.
- **Rapportaufbau und Pacing:** Etablierung einer vertrauensvollen Beziehung und Angleichung an den Klienten.
- **Auftragsklärung:** Verständnis für die Bedürfnisse und Ziele des Klienten entwickeln.

Schlüsselaspekte des Pretalks

1. **Demystifizierung der Hypnose:** Erklären, dass Hypnose ein natürlicher Zustand ist und der Klient nicht aktiv "mithelfen" muss.
2. **Betonung der unbewussten Prozesse:** Verdeutlichen, dass das Unterbewusstsein im Prozess eine helfende Rolle spielt.
3. **Schaffung einer Ja-Haltung:** Verwendung von gemeingültigen Aussagen, die zu einer zustimmenden Haltung führen und die Compliance erhöhen.
4. **Sicherheit und Vertrauen fördern:** Bestätigung des Klienten einholen, sich auf die Hypnose einzulassen.

Durchführung des Pretalks

- **Verwendung von Beispielen und Metaphern:** Erklärungen durch anschauliche Beispiele oder Geschichten vermitteln.

- **Einsatz von Suggestionstests:** Demonstration einfacher Hypnosetechniken, um die Reaktion des Klienten zu zeigen und Motivation zu fördern.
- **Überprüfung der Bereitschaft:** Sicherstellen, dass der Klient bereit ist, sich auf den Prozess einzulassen.
- **Bequeme Positionierung:** Empfehlen einer bequemen Position für den Klienten, abhängig von der geplanten Dauer und Art der Sitzung.
- **Wahl der Position für spezifische Techniken:** Entscheidung, ob die Sitzung im Sitzen oder Liegen durchgeführt wird, basierend auf den therapeutischen Zielen.

Der Pretalk ist ein unerlässlicher Teil jeder Hypnosesitzung und legt das Fundament für eine erfolgreiche therapeutische Arbeit. Er ermöglicht es dem Klienten, sich sicher und verstanden zu fühlen und fördert eine offene und empfängliche Haltung für die nachfolgende Hypnose.

Stellen Sie sich eine Ampel mit drei Abschnitten vor:

1. **Oberes Licht - Rot:** Beschriftet mit "Noch keine Hypnose/Hypnotherapie". Dieses rote Licht repräsentiert die Phase, in der der Klient noch nicht bereit für eine Hypnotherapie ist. Es deutet darauf hin, dass entweder ein Verständnis, die Bereitschaft oder das Wohlbefinden bezüglich der Idee einer Hypnotherapie fehlt.
2. **Mittleres Licht - Gelb:** Beschriftet mit "Klient benötigt noch mehr Informationen". Das gelbe Licht signalisiert Vorsicht und zeigt an, dass der Klient sich noch im Prozess des Erlernens über Hypnotherapie befindet. Sie haben möglicherweise Fragen oder Bedenken, die geklärt werden müssen, bevor sie sich wohl fühlen, weiterzufahren.
3. **Unteres Licht - Grün:** Beschriftet mit "Klient ist bereit, Hypnose kann beginnen". Das grüne Licht bedeutet, dass der Klient gut informiert, bequem und bereit ist, mit der Hypnotherapie zu beginnen. Sie haben ihre Vorbehalte überwunden und sind bereit, sich auf den Prozess einzulassen.

Dieses Ampel-Metapher vermittelt visuell die Bereitschaft eines Klienten für eine Hypnotherapie und leitet Therapeuten bei der Einschätzung und Vorbereitung von Klienten auf ihre Hypnosesitzungen.

Induktionen und Fraktionierung

Induktionen sind zentrale Elemente in der Hypnotherapie, die den Prozess der Hypnose einleiten. Diese Techniken zielen darauf ab, die Aufmerksamkeit des Klienten nach innen zu richten und einen Zustand der Trance zu induzieren.

Verschiedene Induktionstechniken

1. **Visuelle Fixationstechniken:**
   - **Objektfixation:** Beinhaltet das Fixieren eines Gegenstandes wie ein Pendel oder einen Bleistift, um Müdigkeit der Augen zu induzieren.
   - **Farbtafeln:** Verwendung von Farbtafeln, um eine visuelle Konzentration zu erreichen, die zu einem Trancezustand führt.
2. **Konzentrationsbasierte Techniken:**
   - **Rückwärtszählen:** Eine Methode, bei der der Klient beispielsweise eine Treppe oder einen Fahrstuhl in der Vorstellung hinabsteigt, wobei jede Zahl tiefer in die Trance führt.
   - **Atembasierte Techniken:** Das Vertiefen der Hypnose mit jedem Ausatmen, was eine natürliche und sanfte Tranceeinleitung ermöglicht.
3. **Imaginationstechniken:**
   - **Natürliche Orte:** Verwendung von Vorstellungen wie Meer, Wald oder Wasserfall, um einen Trancezustand zu erreichen.
   - **Sicherer Wohlfühlort:** Erschaffung eines imaginären, sicheren Ortes zur Förderung von Entspannung und Wohlbefinden.
4. **Auditive Techniken:**
   - **Geräuschbasierte Induktion:** Einsatz von sich wiederholenden Geräuschen wie Meeresrauschen oder Musik.
   - **Geschichtenerzählen:** Nutzung von erzählten Geschichten oder Hörbüchern, um über die auditive Wahrnehmung in Trance zu führen.

5. **Nonverbale Induktionstechniken:**
    - **Körperberührungen:** Einsatz von Berührungen oder Streichungen über den Körper, um eine Trance zu induzieren.
    - **Passes oder Luftstriche:** Eine Technik aus dem Mesmerismus, die nonverbale Trancezustände erzeugt.
6. **Konfusionstechniken:**
    - **Überladung mit Informationen:** Verwendung von verwirrenden oder überladenden Informationen, um den bewussten Verstand zu umgehen.
7. **Gruppensituationen:**
    - **Gruppeninduktion:** Nutzung der Gruppendynamik zur Erzeugung einer kollektiven Tranceerfahrung.

Fraktionierungstechniken

- **Vertiefung der Trance:** Wiederholtes Ein- und Austreten aus dem hypnotischen Zustand, um diesen zu intensivieren.
- **Schrittweises Eintauchen:** Langsames Steigern der Trancetiefe durch wiederholte Induktion und Exduktion.

Die Auswahl der geeigneten Induktionstechnik hängt vom individuellen Klienten ab und erfordert ein tiefes Verständnis für dessen Bedürfnisse und Präferenzen. Durch die Kombination verschiedener Techniken können Hypnotherapeuten eine maßgeschneiderte und effektive Hypnoseerfahrung für jeden Klienten kreieren.

Problemidentifizierung

Die Problemidentifizierung ist ein entscheidender Schritt in der Hypnosetherapie, um den wahren Kern der Herausforderungen des Klienten zu verstehen. Dieser Prozess beinhaltet das Herausarbeiten des expliziten und impliziten Auftrags und das Aufdecken der Ursachen hinter den Symptomen.

Erfassung des Expliziten Auftrags

- **Erstgespräch:** Sammeln von Informationen über die aktuelle Problematik und die Ziele des Klienten.
- **Direkte Fragen:** Gezielte Fragen stellen, um den bewussten Wunsch oder das Anliegen des Klienten zu verstehen.
- **Zielklärung:** Konkretisierung der gewünschten Veränderungen und Erwartungen.

Aufdecken des Impliziten Auftrags

- **Tiefergehende Analyse:** Ermittlung möglicher unbewusster Motive oder Bedürfnisse, die hinter dem expliziten Auftrag liegen.
- **Indirekte Techniken:** Einsatz von Techniken wie Metaphern, Geschichten oder projektiven Fragen, um tieferliegende Themen zu erforschen.
- **Wahrnehmung nonverbaler Signale:** Beobachtung der Körpersprache und emotionalen Reaktionen des Klienten zur Identifikation verborgener Aspekte.

- **Lebensgeschichtliche Exploration:** Untersuchung der Lebensgeschichte des Klienten, um mögliche Auslöser der Problematik zu finden.
- **Symptomanalyse:** Detaillierte Betrachtung der Symptome und ihres Kontextes, um mögliche zugrunde liegende Ursachen zu erkennen.
- **Mustererkennung:** Identifikation wiederkehrender Muster in Verhalten, Gedanken und Emotionen, die zur Problematik beitragen.

Integrativer Ansatz

- **Ganzheitliche Betrachtung:** Berücksichtigung aller Aspekte des Lebens des Klienten, einschließlich psychischer, sozialer und körperlicher Faktoren.
- **Zusammenarbeit mit dem Klienten:** Aktive Einbeziehung des Klienten in den Prozess der Problemidentifikation, um ein umfassendes Verständnis zu entwickeln.
- **Flexible Methodik:** Anpassung des Ansatzes basierend auf den individuellen Bedürfnissen und Reaktionen des Klienten.

Die Problemidentifizierung in der Hypnosetherapie ist ein komplexer Prozess, der eine tiefe Empathie, scharfe Beobachtungsgabe und die Fähigkeit zur Analyse erfordert. Durch ein gründliches Verständnis des expliziten und impliziten Auftrags sowie der Ursachen hinter den Symptomen kann der Hypnotherapeut einen wirksamen und zielgerichteten therapeutischen Plan entwickeln.

Therapeutische Interventionen

Die Hypnose dient in der Therapie als ein „Transportmittel" für therapeutische Interventionen, die auf die spezifischen Bedürfnisse und Probleme des Klienten zugeschnitten sind. Diese Interventionen sind das Herzstück der Hypnosetherapie und erfordern ein umfassendes Repertoire an Techniken und ein tiefes Verständnis für die Klienten-Therapeuten-Beziehung.

Individualisierte Therapeutische Techniken

- **Suggestive Techniken:** Einsatz von Suggestionen zur Förderung positiver Veränderungen in Gedanken, Gefühlen und Verhaltensweisen.
- **Arbeit mit dem Inneren Kind:** Techniken, die auf die Heilung und Integration von verletzten oder vernachlässigten Teilen der Persönlichkeit abzielen.
- **Aufstellungstechniken:** Nutzung von Systemischen Aufstellungen, um Beziehungsmuster und familiäre Bindungen zu erforschen und zu heilen.
- **Körperbezogene Techniken:** Einbeziehung des Körpers, um psychosomatische Probleme anzugehen und das Körperbewusstsein zu stärken.
- **Metaphern und Storytelling:** Verwendung von Geschichten und bildhafter Sprache, um unbewusste Prozesse anzusprechen und zu verändern.
- **NLP-Techniken (Neurolinguistisches Programmieren):** Einsatz von NLP-Methoden zur Veränderung von Denkmustern und zur Förderung von Ressourcen.

- **Ich-Stärkung:** Stärkung des Selbstbewusstseins und der Selbstwirksamkeit des Klienten.
- **Entwicklung neuer Lebensstrategien:** Erarbeitung effektiver und zielführender Strategien für zukünftige Herausforderungen.
- **Vertrauensförderung:** Unterstützung des Klienten, um das Vertrauen in sich selbst und in die Welt zu stärken.
- **Förderung der Eigenverantwortung:** Ermutigung des Klienten, Verantwortung für das eigene Leben zu übernehmen.

Integration der Techniken

- **Individuelle Anpassung:** Auswahl und Anpassung der Techniken an die einzigartigen Bedürfnisse und Reaktionen jedes Klienten.
- **Kombination verschiedener Ansätze:** Integration verschiedener therapeutischer Ansätze für eine ganzheitliche Behandlung.
- **Erfahrung und Intuition:** Nutzung des Erfahrungswissens und der Intuition des Therapeuten für eine effektive und empathische Behandlung.

Therapeutische Interventionen in der Hypnosetherapie sind vielfältig und müssen auf die individuellen Bedürfnisse und Probleme jedes Klienten zugeschnitten sein. Ein tiefes Verständnis für die Vielfalt der Techniken und die Fähigkeit, diese kreativ und flexibel einzusetzen, sind entscheidend für den Erfolg der Hypnotherapie.

Überprüfung und Alltags-Check

Die Überprüfung der therapeutischen Fortschritte und die Anpassung an den Alltag sind wesentliche Schritte nach der Anwendung therapeutischer Techniken in der Hypnose.

Stabilisierung und Wiederholung

- **Festigung der Reaktionen:** Wiederholung und Stabilisierung der hilfreichen Reaktionen, die während der Hypnose erzielt wurden.
- **Problemskala:** Einsatz einer Skala von 0 bis 10 zur Einschätzung der Problemintensität zu Beginn und am Ende der Sitzung.

Schleifenbildung und Neutralisierung

- **Loops (Schleifen):** Mehrmaliges Durchlaufen und Neutralisieren von Problemen, bis eine deutliche Verbesserung oder Auflösung erreicht wird.
- **Ideomotorische Signale:** Verwendung von körperlichen Signalen zur Überprüfung verbliebener Problemgefühle oder -gedanken.

Anwendung im Alltag

- **Transfer in den Alltag:** Sicherstellen, dass die erarbeiteten Lösungen und Verhaltensweisen im Alltag des Klienten Anwendung finden.
- **Festigung neuer Kompetenzen:** Stärkung der neuen Problemlösungsfähigkeiten für zukünftige Situationen.

Ausleitung der Hypnose

Eine professionelle und sorgfältige Ausleitung ist entscheidend für den Abschluss jeder Hypnosesitzung.

Rückführung in den Wachzustand

- **Formale Rückführung:** Informieren des Klienten über das bevorstehende Ende der Trance und die Rückkehr in den Wachzustand.
- **Körperliche Reaktivierung:** Anleitung zur Wiederbelebung und Bewegung des Körpers als Vorbereitung auf das Erwachen.

Zählen und Orientierung

- **Zähltechnik:** Rückkehr aus der Hypnose durch Zählen von 0 bis 10, wobei der Klient mit jeder Zahl wacher wird.
- **Orientierung in der Gegenwart:** Sicherstellung, dass der Klient sich bei Erreichen der Zahl 10 vollständig in der Gegenwart orientiert und wach fühlt.

Posthypnotische Suggestionen

- **Verankerung hilfreicher Effekte:** Integration von posthypnotischen Suggestionen zur Stärkung der in der Sitzung erzielten Effekte.
- **Nachhaltige Wirkung:** Sicherstellen, dass die positiven Veränderungen auch nach der Sitzung fortbestehen.

Die Überprüfung und Alltags-Check sind entscheidend, um die Wirksamkeit der Hypnotherapie zu gewährleisten und die erzielten Fortschritte im Alltag des Klienten zu verankern. Eine sorgfältige Ausleitung stellt sicher, dass der Klient die Hypnosesitzung sicher und gestärkt verlässt.

Stabilisierung der Therapieergebnisse

Nach einer Hypnosesitzung ist die Stabilisierung der erzielten Ergebnisse von zentraler Bedeutung für den langfristigen Therapieerfolg.

Selbsthypnose als Werkzeug

- **Erlernen der Selbsthypnose:** Vermittlung der Selbsthypnosetechniken in den Folgesitzungen, idealerweise zwischen der zweiten und vierten Sitzung.
- **Tägliche Anwendung:** Anregung zur täglichen Durchführung der Selbsthypnose zur Festigung der Therapieergebnisse.
- **Förderung der Eigenverantwortung:** Unterstützung des Klienten, aktiv an der eigenen Veränderung mitzuwirken und Selbstwirksamkeit zu erfahren.

Aufbau neuer Perspektiven und Kompetenzen

- **Entwicklung neuer Verhaltensweisen:** Anleitung zur Nutzung hilfreicher Verhaltensweisen und Gedankenmuster in zukünftigen Situationen.
- **Stärkung des Selbstbewusstseins:** Förderung des Selbstvertrauens und Aufbau von Lösungskompetenzen.
- **Präventive Wirkung:** Nutzung der Selbsthypnose zur Vorbeugung zukünftiger Probleme.

Musterunterbrechung

Die Unterbrechung und Veränderung festgefahrener Verhaltens- und Gedankenmuster ist ein weiterer wesentlicher Bestandteil der Nachsorge.

Bewusste Musterunterbrechung

- **Identifikation von Mustern:** Erkennung und Bewusstwerdung bestehender, unerwünschter Muster.
- **Gezielte Unterbrechung:** Anleitung zur bewussten Unterbrechung dieser Muster im Alltag.
- **Neuorientierung:** Unterstützung bei der Entwicklung und Verankerung neuer, förderlicher Muster.

Neuroplastizität und Verhaltensänderung

- **Nutzung der Gehirnplastizität:** Ausnutzung der Fähigkeit des Gehirns, neue neuronale Verbindungen zu bilden und sich anzupassen.
- **Ersetzen alter Muster:** Ersetzung alter, unerwünschter Verhaltensweisen durch neue, zielführende Alternativen.
- **Langfristige Veränderungen:** Schaffung nachhaltiger Verhaltensänderungen durch regelmäßige Übung und Anwendung neuer Muster.

Die Stabilisierung der Therapieergebnisse durch Selbsthypnose und die bewusste Musterunterbrechung sind entscheidend für den langfristigen Erfolg der Hypnosetherapie. Durch die aktive Beteiligung des Klienten an diesem Prozess und die Nutzung der natürlichen Fähigkeiten des Gehirns zur Veränderung können dauerhafte und positive Veränderungen im Leben des Klienten erreicht werden.

Selbsthypnose

Selbsthypnose ist ein mächtiges Werkzeug, das den Klienten in die Lage versetzt, die Kontrolle über ihr eigenes Wohlbefinden zu übernehmen und unabhängig von einem Therapeuten positive Veränderungen in ihrem Leben zu bewirken. Durch regelmäßige Anwendung und Integration in den Alltag kann Selbsthypnose dazu beitragen, langfristige und nachhaltige Verbesserungen in verschiedenen Lebensbereichen zu erreichen.

Grundlagen der Selbsthypnose

Selbsthypnose ist eine kraftvolle Technik, die es den Klienten ermöglicht, unabhängig von einem Therapeuten auf die Vorteile der Hypnose zuzugreifen. Sie dient der Selbstregulation, der Förderung von Entspannung und der Unterstützung bei der Bewältigung von Herausforderungen im Alltag.

Definition und Ziel

- **Selbstinduzierte Trance:** Selbsthypnose bezeichnet den Prozess, bei dem eine Person sich selbst in einen hypnotischen Zustand versetzt.
- **Vielfältige Anwendung:** Sie kann für verschiedene Zwecke eingesetzt werden, darunter Stressreduktion, Schmerzmanagement, Verbesserung des Schlafs und Erreichung persönlicher Ziele.

Vorteile der Selbsthypnose

- **Förderung der Autonomie:** Stärkung des Gefühls der Selbstbestimmung und Unabhängigkeit.
- **Flexibilität:** Anwendbarkeit zu jeder Zeit und an jedem Ort, ohne die Notwendigkeit eines externen Hypnotiseurs.
- **Präventive Wirkung:** Nützlich zur Vorbeugung von Stress und zur Förderung des allgemeinen Wohlbefindens.

Die Vermittlung der Selbsthypnosetechniken an Klienten ist ein wichtiger Bestandteil der Hypnosetherapie.

Schrittweise Anleitung

- **Einführung und Basiswissen:** Vermittlung grundlegender Konzepte und Techniken der Selbsthypnose.
- **Praktische Übungen:** Durchführung angeleiteter Übungen zur Vertiefung des Verständnisses und der Fähigkeiten.

Individuelle Anpassung

- **Persönliche Gestaltung:** Anpassung der Selbsthypnosetechniken an die individuellen Bedürfnisse und Vorlieben des Klienten.
- **Eigene Suggestionen entwickeln:** Unterstützung bei der Erstellung persönlicher, wirksamer Suggestionen.

Die regelmäßige Praxis der Selbsthypnose ist entscheidend für deren Wirksamkeit.

Tägliche Routine

- **Regelmäßige Praxis:** Empfehlung, Selbsthypnose täglich zu praktizieren, um maximale Effekte zu erzielen.
- **Integration in den Alltag:** Einbindung in den Tagesablauf, beispielsweise morgens oder abends.

Langfristige Anwendung

- **Lebenslange Fähigkeit:** Betonung der Selbsthypnose als eine Fertigkeit, die ein Leben lang genutzt werden kann.
- **Anpassung und Weiterentwicklung:** Ermutigung zur fortlaufenden Anpassung und Verbesserung der Techniken entsprechend der persönlichen Entwicklung.

Für eine effektive Therapie ist es wesentlich, dass Sie die Selbsthypnosetechniken regelmäßig anwenden. Dies trägt maßgeblich dazu bei, den Therapieverlauf zu beschleunigen und Ihre Therapieziele zu erreichen. Widmen Sie in den kommenden vier Wochen täglich drei bis vier Mal jeweils etwa 30 Minuten den von mir demonstrierten Übungen. Schaffen Sie eine ruhige Umgebung und nutzen Sie eventuell einen Timer. Sollten dringende Situationen Ihre Aufmerksamkeit erfordern, können Sie die Übung jederzeit unterbrechen und angemessen reagieren.

1. **Entspannung herbeiführen:** Setzen oder legen Sie sich bequem hin. Atmen Sie tief ein und aus und lassen Sie Ihren Körper bewegungslos werden. Atmen Sie weiterhin ruhig, aber halten Sie den Körper bis zum Ende der Übung still. Ein leichtes Anheben der Hände kann helfen, die Aufmerksamkeit nach innen zu lenken und die Trance zu vertiefen.
2. **Augenfixation:** Fixieren Sie den Blick auf einen Punkt vor oder über sich, bis Ihre Augen müde oder schwer werden und sich dann von selbst schließen.
3. **Innere Wahrnehmung fokussieren:** Lenken Sie Ihre Aufmerksamkeit nach innen und nehmen Sie Ihren Körper wahr. Gehen Sie systematisch von den Füßen bis zum Kopf und wieder zurück, spüren Sie zunächst nur die einzelnen Körperbereiche. Stellen Sie sich dann vor, wie Sie körperlich und geistig mehr und mehr entspannen.
4. **Trancevertiefung durch Armhebung:** Fühlen Sie sich entspannt (anfangs vielleicht nicht sehr tief, aber das verbessert sich mit der Zeit), heben Sie einen Arm, wie gezeigt, und lassen Sie ihn unwillkürlich sinken. Der Arm dient hierbei als Tranceindikator.
5. **Positive Gefühle aktivieren:** Erinnern Sie sich an ein hilfreiches, positives Gefühl und verstärken Sie dieses Gefühl so intensiv wie möglich. Das intensive Erleben dieses Gefühls kann Übung erfordern.
6. **Zukünftige Situationen visualisieren:** Stellen Sie sich zukünftige Situationen vor, in denen Sie dieses Gefühl benötigen, und verknüpfen Sie Ihre Ressourcen – das hilfreiche Gefühl – mit diesen Alltagssituationen. Dies fördert das Lernen und die Anpassung des Gehirns.

7. **Verknüpfung und Lernprozesse:** Wiederholen Sie diesen Vorgang mehrmals, um eine stabile Verknüpfung und entsprechende Lernprozesse zu etablieren.
8. **Ausleitung der Übung:** Bereiten Sie sich innerlich darauf vor, wieder vollständig in die Gegenwart zurückzukehren. Lassen Sie den Körper wieder frisch, erholt und voll beweglich werden. Sobald Sie Ihre Augen öffnen, ist die Trance beendet.

Diese Anleitung soll Ihnen helfen, die Selbsthypnose effektiv in Ihren Alltag zu integrieren und dadurch Ihre persönlichen Therapieziele zu unterstützen.

Musterfälle aus der Praxis

Praxisfall: Steigerung des Selbstbewusstseins

Ein 27-jähriger Patient begab sich in eine Hypnosepraxis, um sein Selbstbewusstsein zu stärken. Er erklärte, arbeitssuchend zu sein und trotz abgeschlossenem Studium noch keine passende Stelle gefunden zu haben. Er neigte dazu, sich selbst in Frage zu stellen und war besonders empfindlich gegenüber Kritik, was ihm ein Gefühl der Kleinheit und Hilflosigkeit gab. Diese Empfindungen waren besonders in Bewerbungsgesprächen belastend für ihn. Zudem hatte er in der Vergangenheit an Depressionen gelitten, war therapiert worden und nahm aktuell keine Medikamente ein. Depressive Symptome waren schon länger kein Thema mehr, gelegentlich besuchte er noch einen Psychotherapeuten.

Im Rahmen des Pretalks wurde der Patient über den Ablauf und die Grundlagen der Hypnosesitzung informiert, offene Fragen geklärt und der Behandlungsauftrag definiert. Nach seiner Zustimmung zur Hypnose wurde die Sitzung mit der Augenfixationstechnik eingeleitet, die schnell zu geschlossenen und leicht flatternden Augenlidern führte – ein Anzeichen für das Eintreten in einen Trancezustand.

Die Trance wurde mehrfach intensiviert, bis ein angemessener hypnotischer Zustand erreicht war. In diesem Zustand wurde das Ziel verfolgt, Situationen zu identifizieren, die das unerwünschte Erleben auslösten. Durch eine Affektbrücke gelang es dem Patienten, sich an eine prägende Kindheitserfahrung zu erinnern: eine Konfrontation mit seinem Großvater, der ihn beim Sägen eines Astes mit den Worten „Lass das, das kannst Du nicht, Du bist zu klein!" zurechtgewiesen hatte. Diese Erfahrung hatte sich tief eingeprägt und ein Muster der Selbstabwertung in ähnlichen Situationen wie Stress, Kritik oder im Umgang mit dominanten Personen gefestigt.

Um diese emotionale Belastung zu lösen, wurden verschiedene Techniken angewendet, die sofort zu einer körperlichen Reaktion führten – einem tiefen Aufatmen und anschließender körperlicher und geistiger Entspannung.

Drei weitere Sitzungen waren erforderlich, um die wichtigsten Folgesituationen zu bearbeiten, eine nachhaltige Regulierung zu erreichen und ein neues, gewünschtes Verhalten für die Zukunft zu entwickeln. Die Symptome der Angst kamen nicht mehr vor.

Ein 25-jähriger lediger Mann suchte aufgrund von innerer Unruhe, ange-spanntem Zustand, wiederkehrenden Ängsten und gelegentlichen Pani-kattacken professionelle Hilfe auf. Er berichtete von guter körperlicher Gesundheit und fehlender Erfahrung mit therapeutischen Maßnahmen. Ein stetiges Gefühl der Begrenzung und Unfreiheit prägte seinen Alltag, begleitet von häufigen Phasen der Introvertiertheit und intensiven Selbs-treflexionen. Stresssituationen lösten regelmäßig Atemnot und ein Enge-gefühl in der Kehle aus, deren Ursachen ihm unbekannt waren. Trotz ho-her Arbeitsbelastung empfand er einen Mangel an Wertschätzung und Anerkennung.

In der therapeutischen Sitzung wurde eine Regression durchgeführt, um die Ursachen seiner Panikattacken zu ergründen. Die Anwendung einer Affektbrücke führte zu einer Erinnerung an seine Geburt per Kaiser-schnitt, die ihm bis dahin unbewusst geblieben war. Er erlebte die Ge-burt als traumatisches Ereignis, da die Nabelschnur um seinen Hals ge-wickelt war und er erst nach einiger Zeit atmen konnte. Während der Trance zeigte er starke körperliche Reaktionen wie Atemnot und ein En-gegefühl im Halsbereich.

Mit gezielten Techniken wurde ihm ermöglicht, diese frühe Erfahrung adäquat zu verarbeiten, was eine sensible und erfahrene Herangehens-weise erforderte. Die Verarbeitung führte zur Auflösung seiner Ängste und Anspannung sowie zur emotionalen Beruhigung und Entspannung. Er fühlte sich sicher und berechtigt, zu leben. Körperlich entspannte sich sein Muskeltonus, die Atmung wurde tiefer und ruhiger, und die Haut-farbe normalisierte sich.

Nach der Sitzung gab der Patient an, keine Engegefühle im Hals mehr zu verspüren und frei atmen zu können – eine neue Erfahrung für ihn. In einer weiteren Sitzung wurden andere angstauslösende Situationen sta-bilisiert und reguliert. Zwei zusätzliche Sitzungen dienten der Überprü-fung und Neuausrichtung. Die Behandlung konnte erfolgreich abge-schlossen werden.

Praxisfall: Umgang mit Burnout und Arbeitsüberlastung

Ein Familienvater in seinen Fünfzigern suchte aufgrund von diffusen Kopfschmerzen, Kribbeln in den Armen, innerer Unruhe und Erschöpfung professionelle Hilfe auf. Sein Ziel war es, seine innere Unruhe um mindestens 30% zu reduzieren. Bei der ersten Konsultation wirkte er angespannt und müde, seine Körperhaltung deutete auf Energiemangel hin und sein flüchtiger Blickkontakt ließ auf Unsicherheit und Scham schließen.

Er erzählte von seiner verantwortungsvollen Position in einem unter starkem Konkurrenzdruck stehenden Unternehmen. Ein kürzlich gemachter, kostspieliger Fehler belastete ihn schwer und erhöhte den Druck, sowohl von jüngeren Kollegen als auch von seiner Vorgesetzten.

In der ersten Sitzung lag der Fokus auf dem kribbelnden Gefühl in seinen Armen, welches durch psychische Intervention gelöst werden konnte. Das Kribbeln schien mit unbewussten muskulären Verspannungen zusammenzuhängen. Danach wurde die innere Unruhe thematisiert. Die tiefergehende Analyse offenbarte eine Angst vor Fehlern und Misserfolgen, die aus der Beziehung zu seinem Vater resultierte. Der Vater, ein traditioneller Handwerker, duldete keine Fehler und vertrat die Ansicht, dass Arbeit das höchste Gut sei. Diese leistungsorientierte Haltung hatte sich fest in die Persönlichkeitsstruktur des Patienten eingeprägt und führte zu seinem Erschöpfungszustand.Die Arbeit bestand darin, die negativen Gefühle in Bezug auf das Fehlermachen zu lösen und sie neu mit passenden Emotionen zu verbinden. Dies half ihm, inneren Druck abzubauen. Zusätzlich entwickelte er unbewusst Strategien, um sein berufliches Defizit auszugleichen, darunter die Anpassung seiner Arbeitszeiten und die Vermeidung von Wochenendarbeit.

Nach der ersten Sitzung berichtete er von einer spürbaren Verbesserung seiner Symptome. In einer weiteren Sitzung einige Wochen später teilte er weitere positive Entwicklungen mit. Durch den Einsatz von Selbsthypnosetechniken und zusätzlichen Sitzungen, in denen spezifische Themen behandelt wurden, konnte die Therapie erfolgreich abgeschlossen werden. Er zeigte sich überrascht und erleichtert über die deutliche Verbesserung seiner Lebensqualität – nicht nur um 30%, sondern um 70-80%. Seine Arbeit bereitete ihm wieder Freude.

Praxisfall: Umgang mit Depression und Angst

Eine 62-jährige Büroangestellte suchte professionelle Hilfe auf, da sie unter zunehmenden Ängsten, Schlafstörungen, Schuldgefühlen und Traurigkeit litt. Ein besonderes Anliegen war ihre seit 18 Jahren bestehende Unfähigkeit, Auto zu fahren, was zuvor eine von ihr geschätzte Tätigkeit gewesen war.

Ihre Beschwerden hatten ihren Ursprung in dem tragischen Motorradunfall ihres Neffen, der sich 18 Jahre zuvor im Ausland ereignet hatte. Der Unfall und die direkte Konfrontation mit dem Unfallort sowie die mediale Berichterstattung darüber hatten bei ihr tiefe emotionale Wunden hinterlassen. Seitdem litt sie unter Panikattacken beim Autofahren und entwickelte allmählich Ängste in verschiedenen anderen Lebensbereichen.

In der ersten Hypnosesitzung konzentrierte sie sich auf die Verarbeitung ihrer tief sitzenden Trauer und Ängste. Diese emotionale Arbeit führte zu einer starken emotionalen Abreaktion und einem Gefühl der Befreiung und Erleichterung.

Während der zweiten Sitzung berichtete sie von einer signifikanten Verbesserung ihrer Symptome. Die Angst vorm Autofahren war weniger dominant geworden, und sie hatte mehr Mut in verschiedenen Lebenssituationen entwickelt. Weitere Arbeit an der Regulierung ihrer Angstzustände und die Entwicklung einer angstfreieren Zukunftsorientierung waren Teil dieser Sitzung.

Zu Beginn der dritten Sitzung teilte sie mit Freude mit, dass sie wieder Auto gefahren sei und sich auch als Beifahrerin entspannter fühlte. Ihr Mann war über die positiven Veränderungen erstaunt. Sie berichtete von Fortschritten in anderen Bereichen ihres Lebens, fühlte sich freier und weniger abhängig von der Meinung anderer. In dieser Sitzung erlernte sie Selbsthypnosetechniken zur weiteren Stabilisierung ihrer Fortschritte.

Einige Monate später teilte sie mit, dass sie sich ein eigenes Auto gekauft und ihre neugewonnene Freiheit genoss. Die Ängste waren verschwunden, und sie fühlte sich großartig und unabhängig.

Achtsamkeit: Konzept aus der Meditation (Mindfulness), das auf das bewusste Wahrnehmen des Selbst und der Umwelt im "Hier und Jetzt" fokussiert.

Amnesie: Zustand des Nichterinnerns.

Analgesie: Fehlende Schmerzwahrnehmung.

Ankertechniken (NLP): Bildung von Verknüpfungen zwischen Stimuli und Reaktionen, z.B. haptisch, visuell, akustisch oder olfaktorisch.

Bewusstsein: Der normale "Arbeitszustand" des Gehirns im Wachzustand.

Convincer: Überzeugungsmethoden, die das Vorhandensein von Hypnose oder Trance bestätigen, z.B. Augenkatalepsie.

Fixation: Konzentration oder Fokussierung auf ein Objekt oder einen Gedanken.

Fraktionierung: Vertiefung des hypnotischen Zustands durch wiederholtes Ein- und Ausleiten aus der Hypnose.

Ideomotorik: Unwillkürliche Bewegungen, die als Kommunikationsmittel dienen, z.B. Fingersignale.

Induktion: Einleitung der Hypnose.

Exduktion: Beendigung oder Ausleitung der Hypnose.

Katalepsie: Zustand der Muskelstarre, oft in Hypnose genutzt.

Konfusion: Verwirrung oder Desorientierung, manchmal als Hypnosetechnik eingesetzt.

Leading (NLP): Führende Kommunikationstechnik, um eine bestimmte Reaktion zu erzielen.

Levitation: Unwillkürliches Heben eines Körperteils, z.B. des Arms, in Trance.

Meditation: Praktik des nach Innen Gehens und Beobachtens mentaler Prozesse.

NLP (Neurolinguistisches Programmieren): Modell für Kommunikation und Veränderung, basierend auf den Techniken von führenden Therapeuten wie Erickson, Satir, Perls u.a.

Suggestion: Vorschläge oder Anweisungen, die meist unbewusst das Verhalten beeinflussen.

Nonverbale Hypnose: Hypnose, die ohne den Einsatz von Worten durchgeführt wird.

Pacing (NLP): Spiegeln von Verhaltensweisen oder Gesten zur Förderung des Rapports.

PHS (Posthypnotische Suggestion): Suggestionen, die nach der Hypnose wirken.

Rapport: Vertrauensverhältnis zwischen Therapeut und Patient.

Regression: Rückführung in frühere Lebensphasen oder Ereignisse.

Selbsthypnose: Technik zur individuellen Nutzung der Hypnose.

Sprachmuster: Spezifische Anwendung von Sprache in der Hypnose, z.B. Betonung, Wortwahl, Mehrdeutigkeiten.

Trance: Zustand eines veränderten Bewusstseins, der nicht dem Alltagsbewusstsein entspricht.

Trancephänomene: Spezifische Reaktionen während der Hypnose.

Unbewusstes: Teil des Geistes, der nicht direkt durch Hypnose beeinflusst wird.

Unterbewusstsein: Teil des Bewusstseins, der normalerweise nicht zugänglich ist, aber in Hypnose erreicht werden kann.

Utilisation: Nutzbarmachung von Wahrnehmungen und Reaktionen in der Therapie.

Vertiefung: Siehe Fraktionierung. Prozess der Vertiefung des hypnotischen Zustands.